1일 20분 셀프PT

1일 20분 셀프 PT

이용현 지음

리스컴

매일 달라지는 몸을 보고 느끼면
인생도 달라진다!

운동을 시작한 계기는 정말 단순했다. 마른 몸에서 벗어나고 싶어서. 초등학교 6학년, 앙상한 갈비뼈가 드러난 몸이 싫었던 나는 부모님께 3kg짜리 아령을 사달라고 졸랐다. 하는 법도 모르고, 아령을 들면 몸에서 어떤 변화가 생기는지도 몰랐지만 TV에서 몸 좋은 남자들이 아령을 올렸다 내렸다 하는 걸 보고서 무작정 따라 했다.

1년간 멋모르고 매일 아령만 들었다. 죽어라 팔 운동만 했으니 몸은 여전히 마른 채였고, 드러난 갈비뼈도 그대로였지만 팔은 예전보다는 확실히 단단해진 걸 느낄 수 있었다. 그때부터였다. 운동을 하면 몸이 변한다는 걸 알게 된 것도. 그 후 운동에 관심이 많아져 철봉에서 턱걸이를 하고, 바닥에서 팔굽혀펴기도 했다. 하지만 워낙 마른 체격이라 내가 원하는 다부진 몸을 갖기는 힘들었다.

이후 인터넷이 발달하고 각종 운동 카페, 사이트 등 온라인 커뮤니티가 활성화되면서 그런 곳들을 수시로 들어가 찾아봤다. 나름 꾸준히 혼자서 운동을 하긴 했지만, 여전히 운동 초보였던 나는 이미 완성된 몸 좋은 사람들의 후기를 보며 따라 했다. 뭔가 몸 좋은 사람이 하는 프로그램을 그대로 하고, 그 사람들이 드는 무게만큼 들면 나도 그 사람처럼 될 수 있을 것 같았다. 하지만 몇 달간 따라 해도 내 몸은 절대 그 몸처럼 되지 않았다. 그럼 또 다른 성공 케이스를 찾아 헤맸다. 나뿐 아니라 운동을 처음 하는 사람들은 대부분 이러한 과정을 겪는다. 처음에는 조금만 해도 몸이 달라지는 걸 직접 보고 느낄 수 있는데, 어느 정도가 되면 절대 그 이상 좋아지지 않는다. 나도 마찬가지였다.

한의대에 진학하면서 몸과 웨이트 트레이닝을 제대로 공부하기 시작했다. 영양학, 해부학, 웨이트 트레이닝 방법론 등 기본 이론부터 공부했다. 유명 보디빌더에게 실전 강의를 들으러 찾아가기도 하고, 전국 곳곳에서 열리는 세미나도 찾아다녔다. 그러면서 국내 트레이너, 국제 트레이너, 재활, 교정 자격증 등 여러 자격증까지 취득했다. 그리고 그동안 내가 쌓아온 운동 관련 데이터들을 내 몸에 적용하기 시작했다. 이전까지는 입증되지 않은 숱한 정보들을 따라 하는 수준이었는데, 몸과 웨이트에 대해 제대로 공부하면서부터는 뭔가 결실을 맺고 싶다는 생각에 보디빌딩 대회에 도전하기로 마음먹었다. 그해 운동은 물론이고 식단까지 철저하게 지키면서

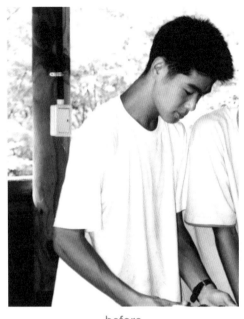

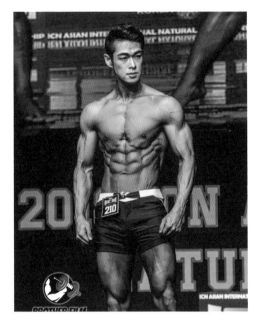

before   after

노력했고, 결과적으로 보디빌딩 첫 도전에 내추럴 보디빌딩 국내 대회에서 금메달을 수상하고, 국가대표로 선발되어 국제 내추럴 보디빌딩 대회에 참가해 금메달을 수상한 쾌거를 이뤘다.

10년에 걸쳐 꾸준히 운동하면서도 만들지 못했던 몸을 1년 만에 만들었다. 10년 동안 멋진 몸을 만들어줄 운동 프로그램, 운동 방법을 찾아 헤맨 끝에 최고의 운동 프로그램을 찾은 것일까? 아니다. 답은 '기본'에 있었다. 누군가는 뻔한 말이라고 하겠지만, 내가 직접 해본 결과 기본만이 해답이다.

요즘은 SNS, 유튜브 등 많은 채널에서 잘 짜인 운동 방법과 프로그램을 볼 수 있어서 마음만 먹으면 누구나 몸을 만들 수 있는 시대다. 하지만 나는 이 책에서 기본을 알려주고 싶다. 모든 웨이트 트레이닝에 적용할 수 있는 정수, 기본을 이야기하고자 한다. 교과서나 이론서 같은 따분한 책은 아니다. 초보자도 누구나 쉽게 따라 하고 실제 운동에 적용할 수 있도록 프로그램으로 구성해서 만들었다. 긴 시간도 필요 없다. 하루 단 20분이면 누구든지 몸을 만들 수 있다. 내가 경험한 것처럼 여러분도 매일 몸이 변하는 걸 느껴보길 바란다. 몸이 변하면 인생 전체가 변한다. 하루 20분의 투자로 인생을 바꿔보자.

이용현

CONTENTS

셀프PT 팩트 체크, Q&A

PART 2
하루 20분 셀프PT 프로그램

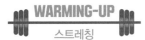

TRAINING
셀프PT 프로그램

FINISH
마사지

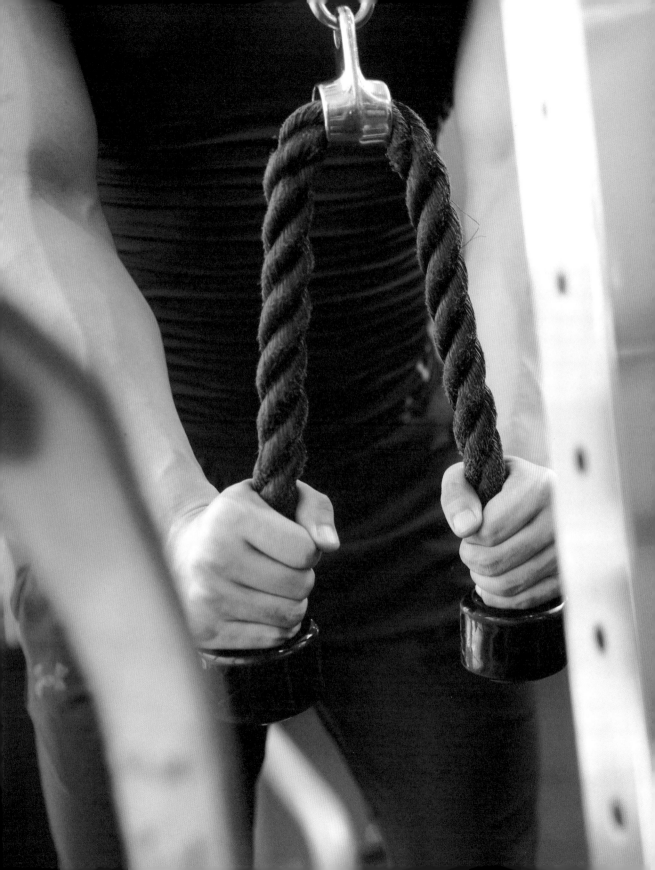

PART 1

시작하면 무조건 달라지는 셀프PT

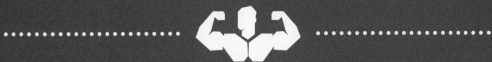

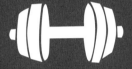

각종 SNS를 통해 쉽게 운동법을 알 수 있는 시대다. 어렵지 않게 헬스장을 찾을 수 있고, 집에서 할 수 있는 홈트레이닝 방법도 다양하다. 하지만 정보가 넘쳐나는 만큼 잘못된 정보도 많다. 죽어라 운동을 해도 잘못된 정보로 하면 효과는커녕 되레 부상만 입을 수 있어서 조심해야 한다. 이 책에서는 부상 위험은 없고, 효과는 탁월한 운동법을 알려준다. 또한 잘못된 정보를 바로잡고, 몸을 만들고 싶다면 반드시 기억해야 할 성공 팁을 모두 담았다.

내 몸은
내가
만든다

지금 당장 운동해야 하는 이유

10대, 20대 남자가 운동을 하는 이유는 백이면 백 '멋'이다. 외형적으로 멋있어 보이기 위해서 운동을 한다. 하지만 30대부터는 운동하는 이유가 조금씩 변한다. 잦은 음주와 야식 때문에 불어난 뱃살을 감추기 위해서다. 식스팩은 언감생심, 아저씨처럼 튀어나온 배라도 감출 수 있다면 감지덕지다. 40대, 50대가 운동을 하는 이유는 한결 인간적이다. 허리, 무릎 등 몸이 아프기 시작하니, 아프지 않기 위해서 운동을 한다.

우리 몸의 모든 조직은 나이가 들수록 자연스럽게 약해지고 노화한다. 관절도 마찬가지다. 관절을 이루는 근육, 인대, 뼈 중에서 우리의 노력으로 강화시킬 수 있는 유일한 것은 '근육'이다. 인대나 뼈는 단련할 수 없는 조직이지만, 근육은 운동과 영양만 받쳐준다면 누구나 키울 수 있다. 그리고 나이가 들면서 약해지는 인대나 관절의 기능을 보완하기 위해서라도 근육은 반드시 단련시켜야 하는 조직이다.

하지만 이미 관절이 약해진 상태에서 운동을 하는 것은 쉽지 않다. 가동 범위도 잘 나오지 않고, 회복도 느리기 때문이다. 젊을 때 근육량이 많은 사람은 나이가 들어서도 비교적 쉽게 근육량을 유지하지만 노화로 몸이 약해진 상태에서 근육량을 올리거나 유지하기는 아주 어렵다. 이것이 하루라도 빨리, 할 수 있을 때, 건강할 때 운동을 해야 하는 이유다. 여기서 말하는 운동은 멋진 외형만을 만들기 위한 운동은 아니다. 멋은 물론이고 건강까지 지켜줄 수 있는 운동을 일컫는다. 매년 목표만 세우고 결실을 이루지 못했던 운동, 지금 당장 시작해보자.

무슨 운동을 해야 할까?

건강하고 멋진 몸이 경쟁력이 되는 시대다. 건강을 위해, 원하는 멋진 몸을 만들기 위해 많은 사람들이 운동을 한다. 하지만 운동을 꾸준히 하는 게 좀처럼 쉬운 일은 아니다. 그래도 요즘은 각종 SNS를 통해 다양한 운동법을 쉽게 얻을 수 있다. 하지만 그런 운동법도 몸을 어느 정도 쓸 줄 알고, 한 번이라도 운동을 해본 사람들에게나 쉬운 방법이다. 운동을 아예 처음 해보는 사람들이 가장 쉽고 가깝게 시작할 수 있는 건 역시 '헬스'다. 특히 퍼스널 트레이닝(Personal Training), 즉 PT는 효과 면에서 아주 뛰어난 방법이다.

헬스장에 다니는 사람들을 보면 대부분 같은 패턴을 보인다. 큰맘 먹고 헬스장에 등록하긴 했는데, 혼자 운동을 하자니 이 동작이 맞는 건지, 제대로 하고 있는 건지 감을 잡지 못해서 결국 실내 자전거나 러닝머신만 뛰다가 끝난다. 며칠 동안 러닝머신을 뛰고, 이런저런 기구도 조금씩 해본다. 그런데 복근이나 넓은 어깨는 생길 기미가 없고, 슬슬 지루해지기 시작한다. 답답

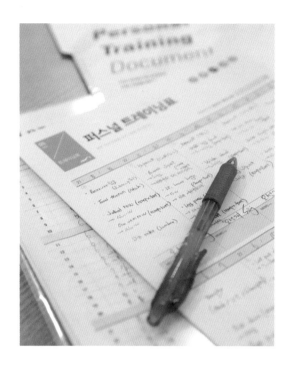

한 마음에 유튜브 운동 영상을 따라 해보지만 그마저도 잠깐이고, 속도도 맞추기 힘들어 포기한다. 마지막으로 전문 트레이너에게 PT를 받아볼까 고민해보지만, 가격도 만만치 않고 시간 맞추기도 힘들다. 이런 고민만 하다가 운동도 안 되고 몸도 원하는 만큼 만들어지지 않아서 결국 헬스장도 안 가게 된다.

헬스를 해본 사람이라면 뜨끔할 것이다. 그런 이들을 위해 혼자서도 얼마든지 원하는 몸을 만들 수 있는 헬스 운동 프로그램을 만들었다. 바로 '셀프PT'다. 셀프PT란, 말 그대로 내가 내 몸의 트레이너가 되는 것이다. 내 몸은 누구보다 내가 제일 잘 안다. 어떤 동작을 할 때 쉽게 지치는지, 어떤 동작을 할 때 활기가 생기고 재미를 느끼는지. 당연히 전문가에게 맡기면 효과는 더 빠르고 좋겠지만, 이 책은 시간적, 경제적 여유가 없는 이들을 위해 스스로 몸 만드는 법을 알려주기 위해 만들어졌다. 건강을 위해서든, 멋진 몸을 만들기 위해서든 운동을 하고자 하는 여러분에게 지금부터 '셀프PT'를 소개한다.

누구나 몸을 만들 수 있다

운동을 하면서 PT를 받아본 사람도 있고, 받아보지 않은 사람도 있을 것이다. PT가 효과가 좋긴 하지만, PT를 한 모든 사람이 원하는 몸을 얻는 것은 아니다. 결국 운동은 본인의 의지가 제일 중요하다. 의지만 강하다면 셀프PT만으로도 충분히 멋진 몸을 만들 수 있다.

"꾸준히 운동하는데, 왜 몸이 좋아지지 않지?", "운동을 많이 하는 것 같은데, 왜 발전이 없지?" 운동을 1년 이상 해본 사람이라면 누구나 이런 의문점을 가지게 된다. 대부분 운동 프로그램이 문제라고 생각해서 트레이너나 주변 사람들에게 운동 방법, 운동 프로그램을 물어보곤 한다. 2분할, 4분할, 무분할, 프리웨이트, 머신 등 운동 프로그램은 무수히 많다. 하지만 운동 프로그램을 바꿔봐도 역시나 제자리걸음이다. 특히 셀프PT를 하는 사람들은 옆에서 강력하게 가이드를 해주는 보조자가 없기 때문에 더더욱 많은 의문이 생기고, 귀는 더 자주 팔랑거린다. 하지만 이것만 기억하자. 중요한 건 운동 프로그램이 아니라, 내가 어떤 마음가짐으로 어떻게 하고 있느냐다.

모든 운동이 그렇지만, 특히 셀프PT는 기본을 중요시한다. 운동을 생전 해보지 않았던 사람이 능숙하게 운동을 하는 몸 좋은 사람의 영상을 보면서 따라 해봤자 몸이 좋아지기는커녕 오히려 망가질 수 있다. 셀프PT는 단번에 몸을 키우는 운동 프로그램이 아니다. 기본부터 차근차근 시작하는 프로그램이다. 헬스장을 가기 전에 나의 체력 수준을 스스로 점검해보고 기초 체력을 키울 수 있는 맨몸 운동을 알려주고, 운동 도구와 기구를 처음 사용해보는 사람들을 위해서는 올바르게 사용하는 법도 알려준다. 그래서 운동을 안 해본 사람도 쉽게 따라 할 수 있다.

　전문가에게 PT를 받을 때 효과가 좋은 이유는 내가 키우고 싶은 신체 부위에 딱 맞는 기구를 써서 운동하는 법을 알려주고, 정확한 동작과 호흡법, 횟수까지 옆에서 자세하게 짚어주기 때문이다. 이 책에서 소개하는 셀프PT 프로그램도 마치 전문 트레이너가 옆에 있는 것처럼 올바른 동작을 짚어주고, 운동 도구와 기구 활용법도 상세하게 알려준다. 셀프PT 프로그램이면 누구나 쉽게, 안전하고 확실하게 원하는 몸을 만들 수 있다.

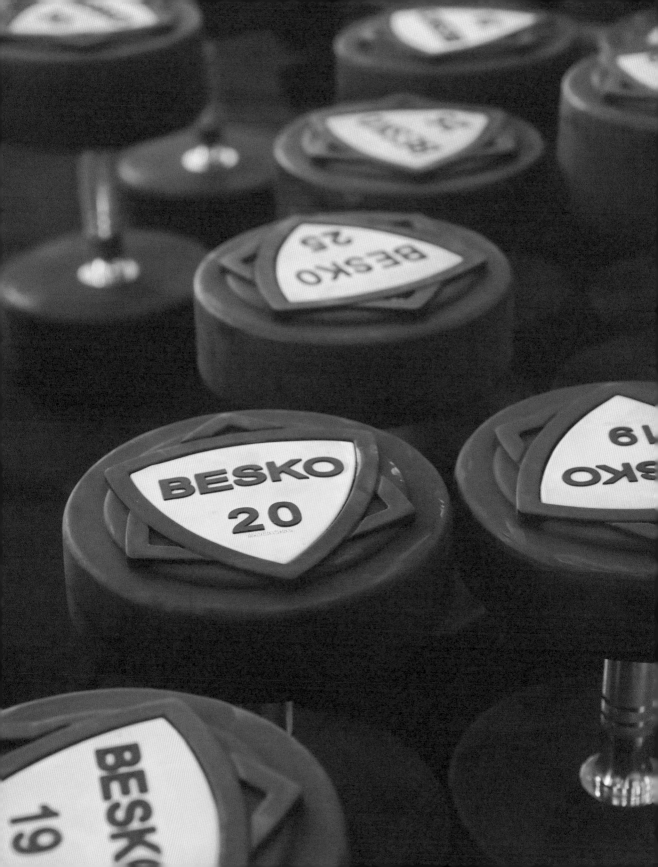

셀프PT를
성공으로 이끌
3법칙

점진적 과부하의 법칙

매일 운동을 하는데 몸에 변화가 없다면? 혹시 한 달 전의 운동 강도와 지금의 강도가 똑같은 건 아닌지 체크해볼 필요가 있다. 운동 강도를 변화시키지 않는다면 몸은 변하지 않는다. 무작정 힘들게만 한다고 몸이 좋아지는 게 아니다. 이는 근육 성장에서 가장 중요한 대원칙이다.

근육은 근력에 비례하여 성장한다. 쉽게 말해 지금 내 힘이 10이라고 가정했을 때, 운동을 해서 힘이 20만큼 커졌다면 근육도 그에 맞게 성장한다. 반대로 힘이 그대로라면 근육도 거기에 멈춰 있을 수밖에 없다. 힘이 세졌는지 판단하는 방법은 바로 운동 강도다. 운동 강도가 전보다 올랐다면 근력도 성장했다는 뜻이다. 그런데 전보다 올라간 운동 강도를 그대로 유지한다면? 당연히 몸은 그대로일 수밖에 없다.

근육을 계속해서 성장시키려면 운동 강도를 꾸준히 올려야 한다. 이를 '점진적 과부하의 법

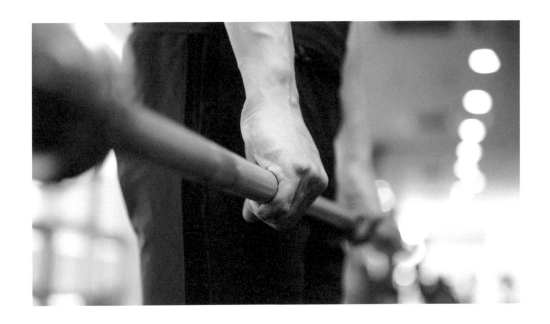

칙'이라고 한다. 단, 여기서 말하는 운동 강도는 단순히 무게만을 뜻하는 것이 아니라는 점을 주의하자. 반복 횟수, 휴식 시간, 운동 자세, 운동 속도 등 운동 프로그램에 들어가는 모든 요소가 운동 강도가 될 수 있다.

수량화의 원칙

운동 강도를 점진적으로 올려야 한다는 건 알겠는데, 운동 강도가 올랐는지 안 올랐는지 어떻게 판단할 수 있을까? 객관적인 지표가 필요한 순간이다. 무게, 세트 수, 횟수, 휴식 시간을 정확하게 수치화하는 것이다.

스쿼트를 예로 들어보자. '휴식 시간 90초, 60kg, 4세트, 15회'와 같은 식으로 각 운동에 대한 기준과 목표를 정하는 것이다. 이를 '수량화의 원칙'이라고 한다. 여기서 운동 강도를 올리는 방법은 각 기준을 변화시키는 것이다. 휴식 시간을 줄이거나, 무게를 늘리거나, 세트 수를 늘리거나, 각 동작 반복 횟수를 늘리는 방법이 있다. 일반적으로 휴식 시간과 세트 수는 고정한 상태에서 횟수를 늘리고, 어느 정도 횟수가 올라가면 다음에 무게를 늘리는 방식으로 운동 강도를 올린다. 무게를 늘리기 전에 횟수를 먼저 늘리는 이유는 횟수 늘리기가 더 쉽기 때문이다.

지금 나의 스쿼트 능력이 '휴식 시간 90초, 60kg 무게로 15회씩, 4세트'가 가능하다고 가정해보자. 그럼 다음 스쿼트 목표를 '휴식 시간 90초, 70kg 무게로 15회씩, 4세트'를 목표로 하는 것이다. 물론 처음에는 무게를 올렸으므로 15회를 다 채우기 어려울 것이다. 시간이 지나서 '70kg 무게로 15회씩, 4세트'가 가능해진다면, 내 스쿼트 운동 강도가 올라갔음을 의미한다. 그러면 스쿼트 근력이 올랐다는 것이고, 당연히 하체 근육도 그만큼 발달되었을 것이다.

이렇게 지금 내가 운동하고 있는 휴식 시간, 무게, 횟수, 세트 수를 수치화하여 기록하면서 지속적으로 체크해야 한다. 이 책에 있는 '하루 20분 셀프PT 프로그램'도 무게, 횟수, 휴식 시간을 기록하면서 점진적으로 운동 강도를 올려나가는 것이 좋다.

개별성의 원칙

운동 초보자들은 하나같이 운동 고수들의 운동 루틴, 운동 프로그램이 어떤지 궁금해한다. 하지만 보디빌딩 선수가 하는 운동을 운동 초보자가 따라 한다고 보디빌딩 선수의 몸이 될 수 있을까? 그럴 리 없다. 개개인의 수준이 다르기 때문이다. 이처럼 개개인의 운동 수준에 맞게 운동하는 것을 '개별성의 원칙'이라고 한다.

어떤 스포츠든 처음부터 숙련자처럼 할 수 있는 경우는 없다. 누구나 초보 시절을 거친다. 오랜 기간 훈련을 통해 운동 능력이 쌓였을 때 숙련자가 되는 것이다. 초보자가 숙련자를 잘못 따라 하다가는 부상 위험이 있으니 반드시 조심해야 한다. 초보자에게는 초보자에게 맞는 훈련이 있다.

이 책에서 소개하는 운동은 전문가가 아닌 일반인을 위한 운동 프로그램이다. 일반인 중에서도 운동을 잘하는 사람이 있고, 상대적으로 못하는 사람도 있다. 그러나 기본적으로 해야 할 운동은 모두 소개한다. 앞서 말한 '점진적 과부화의 법칙', '수량화의 법칙'에 따라 본인에게 맞는 중량을 선택해서 '개별성의 원칙'을 지키며 운동을 한다면 초보자든, 숙련자든 모두 멋진 몸을 만들 수 있을 것이다.

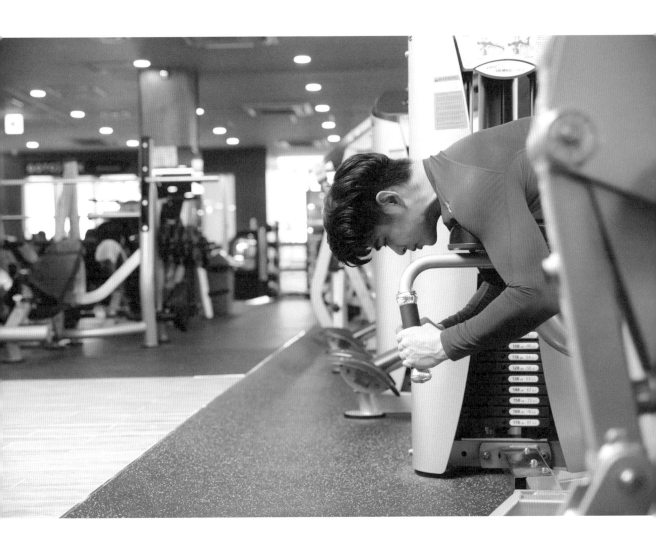

쉽고 빠르게 달라지는 하루 20분 셀프PT

도대체 얼마나 운동을 해야 할까?

"운동할 시간이 없어요." 여러분도 이런 말을 해봤을 것이다. 틀린 말은 아니다. 여가 시간도 부족한 현대인에게 운동까지 하기는 정말 무리일지 모른다. 운동을 제대로 하려면 1시간은 해야 한다고들 말한다. 거기에 헬스장까지 왔다 갔다 하고 씻는 시간까지 포함하면 하루에 2시간 정도는 투자해야 한다. 운동할 시간이 없다는 말이 변명은 아닌 것이다.

그렇다면 현대인들은 정녕 운동을 포기해야 하는 걸까? 그렇지 않다. EPOC(Excess Post-exercise Oxygen Consumption)라는 이론을 먼저 살펴보자. '운동 후 초과 산소 섭취량'이라는 뜻인데, 운동할 때 필요한 산소가 증가하고, 증가한 신진대사가 운동이 끝난 후에도 계속 이어지는 현상을 일컫는다. 운동을 할 때만 에너지를 소모하는 것이 아니라 운동 후에도 지속적으로 에너지를 소모한다는 뜻이다.

〈유럽 응용 생리학 저널〉의 연구 발표에 의하면, EPOC 효과 측면에서 20분 운동과 40분 운동 효과가 동일한 것으로 나타났다. 20분 운동은 20분에서 그치지 않는다. 집중적으로 강렬하게 하는 운동은 그 이상의 효과를 낼 뿐만 아니라, 40분 운동을 했을 때와 동일하게 운동을 한 다음에는 일상 생활을 하는 동안에도 에너지 소모량이 더 올라간다. 이는 적은 시간으로도 에너지를 충분히 소비하고 근육을 만들 수 있다는 것을 의미한다.

그리고 현실적으로도 1시간 운동보다 20분 운동이 장벽이 훨씬 낮다. 여유 시간을 1시간 확보하기는 어려울 수 있지만, 20분을 내지 못하는 사람은 별로 없을 테니 말이다. 20분도 내지 못해서 운동을 할 수 없다는 건 운동을 하지 않기 위한 변명에 불과하다. 하루에 단 20분만 투자해보자. 짧은 시간이지만 원하는 신체 부위, 각자 목적에 맞게 몸을 만들 수 있다.

셀프PT도 20분이면 충분하다

짧은 시간 동안 고강도로 운동하는 것이 긴 시간 동안 저강도로 운동하는 것보다 지방 연소 효과가 뛰어나다는 것은 이미 과학적으로 밝혀진 사실이다. 휴식 시간을 짧게 가지며 운동하는 것을 인터벌 트레이닝이라고 하고, 이 운동을 고강도로 하는 프로그램은 HIIT(High Intensity Interval Training)라고 하여 피트니스계에서도 널리 알려져 있다. 다만 초보자가 따라 하기에는 어려운 프로그램이다.

이 책에서 소개하는 '하루 20분 셀프PT 프로그램'은 이런 고강도 인터벌 트레이닝 프로그램을 일반인에게 맞게 난이도를 재구성한 운동 프로그램이다. 보통 인터벌 트레이닝은 유산소 운동에 적용되는데, 일반적인 근육 운동을 인터벌 트레이닝 방식으로 할 경우 무산소 운동을 유

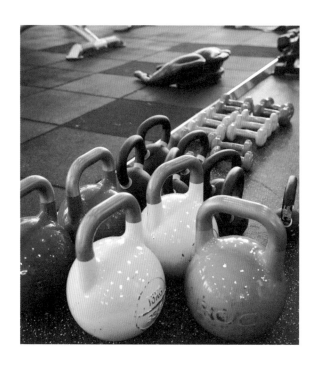

산소 운동처럼 하게 되어 따로 유산소 운동을 하지 않고도 근육량 증가와 체지방 감소를 동시에 기대할 수 있다. 또한 같은 근육 운동을 연속해서 하는 것이 아니라 다른 부위의 근육을 조합해서 하므로 관절이나 인대 피로를 걱정하지 않아도 된다. 유산소, 무산소 운동의 효과를 동시에 볼 수 있는 것이다.

웨이트 트레이닝에는 세트와 휴식 시간 개념이 있다. 10kg 덤벨을 10회 들었다가 내려놓았다고 할 때, 연속으로 10회 든 것이 '1세트'가 된다. 조금 쉬고 다시 덤벨을 든다면 이것이 두 번째 세트가 되고, 세트와 세트 사이에 쉬는 시간을 '휴식 시간'이라고 한다. 보통 웨이트 트레이닝의 경우 세트 사이 휴식 시간은 60~120초 정도다. 즉, 1시간 동안 운동한다면 세트와 세트 사이의 휴식 시간도 길어지므로 실제로 운동하는 시간은 30~40분 정도인 것이다.

여기서 휴식 시간을 30초로 줄이게 된다면? 세트 수는 그대로 하되 휴식 시간만 줄여도 전체 운동 시간을 절반 이하로 줄일 수 있다. 하지만 휴식 시간을 줄이면 근육이 회복하는 데 필요한 시간도 줄어들기 때문에 운동 순서와 강도도 그에 맞게 조절해야 한다. 이렇게 1시간의 운동 강도, 운동 세트를 유지하면서 운동 시간을 20분으로 줄인 것이 바로 '하루 20분 셀프PT' 운동법이다.

하루 20분 셀프PT 성공 팁

1 // 20분 타이머를 켜둘 필요는 없다

20분 셀프PT 프로그램은 진행 방법만 잘 따라 하면 20분 이내에 끝나도록 구성되어 있다. 중간에 휴식 시간이 길어지면 20분을 넘길 수도 있고, 능숙하게 잘 하면 20분이 채 되기 전에 운동이 끝날 수도 있다. 사람마다 차이가 있다. 반드시 20분이라는 시간을 꼭 지킬 필요는 없으므로 따로 시간을 재면서 할 필요는 없다. 동작을 제대로 하는 것에 집중하자.

2 // 힘들어도 한 달은 반드시 해보자

개인의 몸 상태에 따라 다르겠지만, 한 달만 꾸준히 운동해도 눈에 띄는 변화를 볼 수 있다. 오래하면 오래할수록 몸은 더 좋아진다. 다만 기억해야 할 중요한 사실이 있다. 자극에 익숙해지고 운동이 쉬워질 때쯤 꾸준하게 운동 강도를 조금씩 올려주는 것이다.

3 // 동작만큼 휴식도 중요하다

'셀프PT 프로그램'에서 소개하는 동작들은 운동 부위가 서로 겹치지 않게끔 구성되어 있으므로 쉬는 시간 없이 연속으로 동작을 이어가도 무리가 없다. 다만 동작이 끝나자마자 다급하게 최대한 빨리 다음 동작으로 넘어가려고 할 필요까지는 없다. 운동이 끝나면 자연스럽게 숨을 고르고 다음 운동으로 넘어가면 된다. 이 시간이 30초 정도다. 한 사이클이 끝난 후에는 심혈관계 및 관절 회복을 위해 1분 정도 쉬고 다음 사이클로 넘어가자.

4 // 조금 애써서 할 수 있는 정도가 좋다

각 프로그램마다 목표하는 동작 반복 횟수가 있다. 목표하는 횟수를 조금 애써서 맞출 정도의 무게가 나에게 적당한 무게다. 예를 들어, 동작을 15회 반복해서 실시할 경우 힘들지만 해낼 수 있는 정도의 무게가 좋다. 동작을 15회 반복하기가 너무 쉽다면 무게를 더 올리고, 15회를 간신히 채우고 너무 힘들어서 이어지는 다음 동작이나 다음 세트에서 15회를 하기 어려울 정도라면 무게를 낮추는 편이 낫다. 운동을 하면 할수록 근력이 성장하므로 처음에 들었던 무게가 가볍게 느껴지는 순간이 올 것이다. 그때 무게를 조절하자.

5 // 꾸준히, 자주 하는 게 답이다

일주일에 5~6회는 운동하기를 추천한다. 20분 프로그램은 운동하는 시간이 길지 않기 때문에 꾸준히, 자주 할수록 좋다. 여건상 운동을 그만큼 하지 못한다면 최소한 주 3회는 하자.

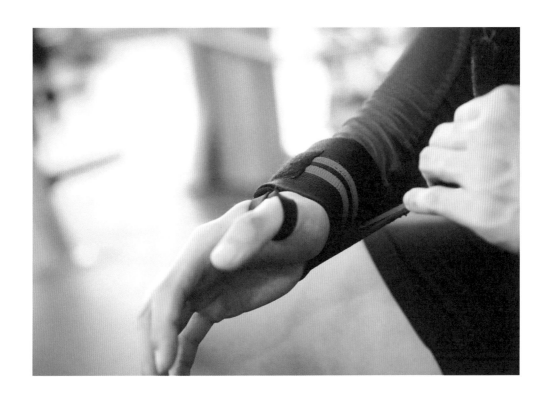

6/ 바쁘면 맨몸 운동이라도 하자

'셀프PT 프로그램'은 다양한 상황을 전제로 한다. 헬스장에 갈 시간이 없을 때 집에서 도구 없이 할 수 있는 맨몸 운동 프로그램도 있으니, 헬스장에 갈 수 없다면 맨몸 운동이라도 하자. 여러분에게 필요한 건 오직 20분이 전부다. 시간이 없어서, 헬스장이 근처에 없다는 변명은 더 이상 필요치 않다.

7// 운동 후 마사지는 필수다

셀프PT 프로그램 후에 할 수 있는 폼롤러 마사지가 있는데, 운동 후 피곤하고 지쳤더라도 반드시 하는 게 좋다. 평소 쓰지 않던 근육을 과하게 쓰고 다음 날 근육통으로 고생해본 경험이 있을 것이다. 폼롤러 마사지는 그런 통증과 피로를 완화시키는 데 효과가 좋다. 또한 예쁘지 않게 잡힌, 불필요한 근육도 다듬어주기 때문에 셀프PT로 온몸의 근육을 빵빵하게 키운 뒤라면 잊지 말고 폼롤러로 전신 마사지를 해주자. 그러면 더 탄탄하고 매끈한 몸을 가질 수 있다.

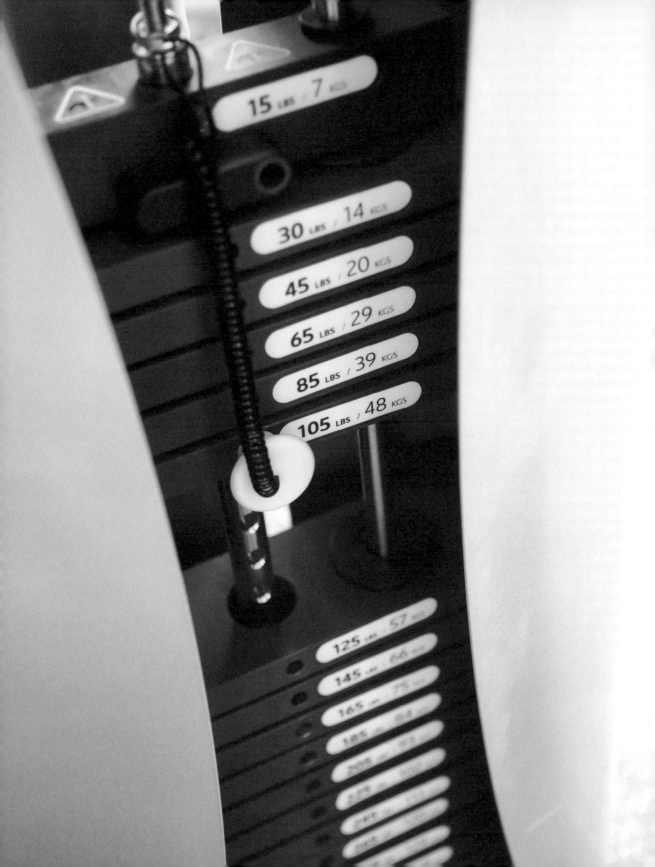

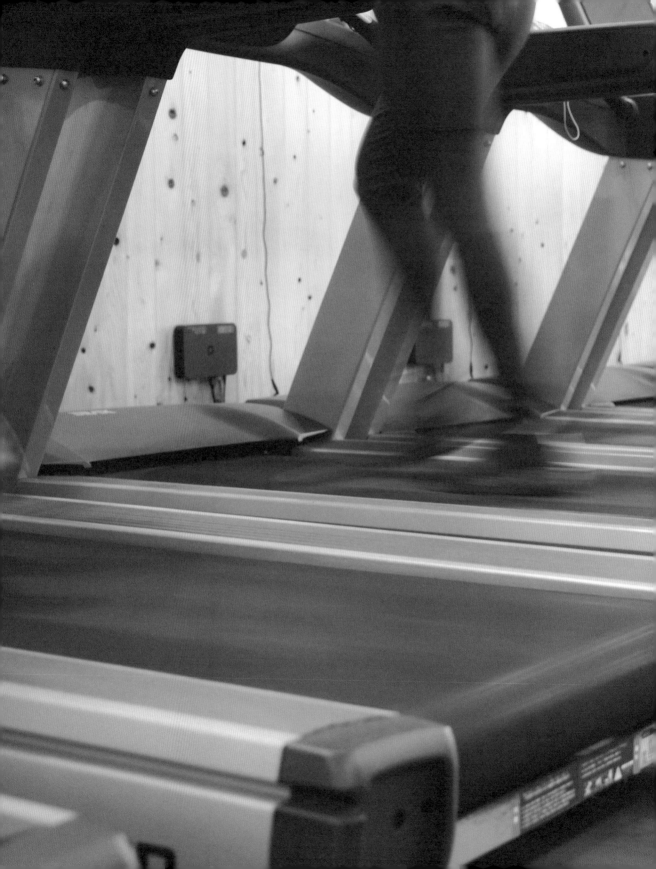

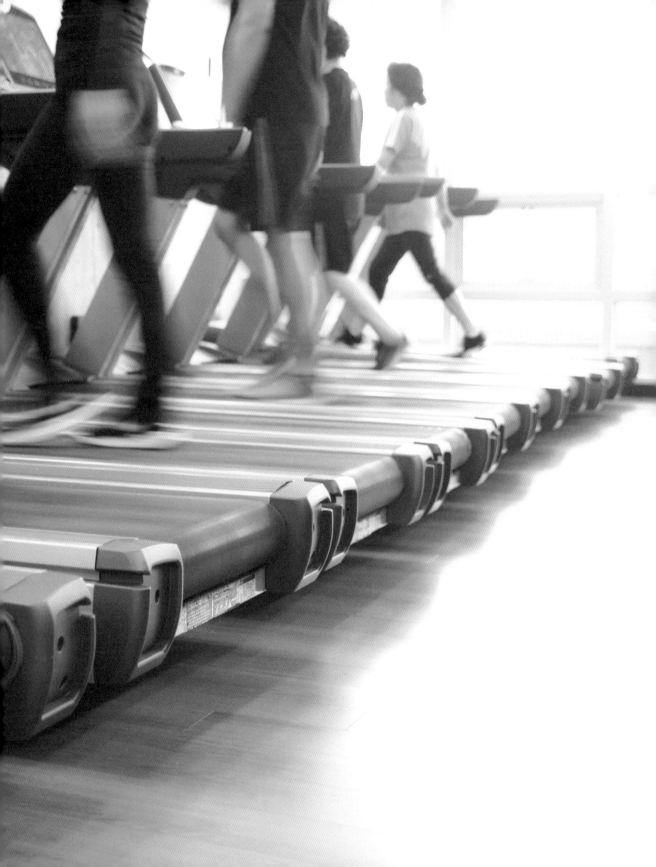

셀프PT
팩트 체크,
Q&A

땀을 많이 흘릴수록 살이 빠진다?

땀을 많이 흘릴수록 살이 더 빠진다고 생각하는 경우가 있다. 땀을 많이 빼고 실제로 체중을 재보면 체중이 많이 내려가 있다. 그래서 얼핏 살이 '빠진 것처럼' 보인다. 하지만 이는 수분이 일시적으로 빠져나간 것으로, 물을 마시면 체중은 바로 원래대로 돌아간다.

우리 몸은 일정한 수분량을 유지하려는 성질이 있어서 빠진 수분은 어떤 식으로든 채워진다. 종종 드라마틱하게 몸무게를 줄이는 격투기 선수들이 있는데, 이때 사용하는 방법이 바로 몸속 수분을 인위적으로 과도하게 배출하는 것이다. 즉, 살을 빼기 위한 것이 아니라 계체량을 통과하기 위한 방법인 것이다.

땀은 운동을 하며 올라간 체온을 낮추기 위해 분비되는 것이지, 지방이 분해되어 나오는 것이 아니다. 지방 연소는 몸 내부에서 일어나는 것으로 표면적으로 드러나지 않는다. 그러니 일부러

땀복을 입거나, 뜨거운 곳에서 운동할 필요가 없다. 살을 빼는 데 전혀 도움이 되지 않는다.

운동 후 근육통이 있어야 제대로 운동을 한 것이다?

가슴 운동을 한 다음 날에는 가슴 근육이 뻐근하다. 근육통이다. 아프지만 왠지 운동을 제대로 한 것 같아서 만족해한다. 시간이 지나면 지날수록 근육통은 점점 줄어든다. 불안해진다. 운동이 제대로 되고 있는 걸까? 근육통이 없으면 근육이 성장하지 않을까 걱정하기도 한다. 초조한 마음에 하고 있던 운동 프로그램을 버리고 새로운 운동 프로그램이나 새로운 가슴 운동을 찾아 헤맨다.

운동을 꾸준히 하는 사람이라면 누구나 겪는 일이다. 근육통이 느껴지면 운동이 잘 되고 있다고 생각하고, 근육통이 느껴지지 않으면 더 이상 근육에 자극이 가지 않는다고 생각하는 것이다. 근육통은 근육이 자극에 적응하는 과정이다. 자극에 적응이 안 된 상태라면 큰 자극으로 느끼기 때문에 근육통이 크게 느껴지고, 자극에 적응됐다면 회복도 빨라지기 때문에 근육통은 점점 줄어든다. 적응해나가는 자연스러운 과정인 것이다. 근육통이 없다고 새로운 자극을 찾아나서는 것은 한계가 있다. 오히려 근육 회복이 좋아진 상태이므로 그 상태에서 운동 강도를 조금씩 올려나가면 된다.

운동은 무조건 힘들게 해야 한다?

"하체 운동한 날에는 걸어서 계단을 내려갈 수 있으면 안 된다.", "팔 운동을 한 날에는 휴대

폰을 한 손으로 들 수 있으면 안 된다." 운동 좀 한다는 사람 중에 이런 말을 하는 사람이 있다. 그만큼 운동은 힘들게 해야 한다는 뜻이다. 바꿔 말하면 힘들게 안 하면 제대로 안 했다는 뜻이다. 앞서 근육통과 비슷한 맥락이다.

근육은 성장할 수 있을 만큼의 자극만 줘도 성장한다. 무조건 강한 자극을 준다고 좋은 게 아니다. 운동을 할 때는 근육은 물론이고 관절과 인대에도 큰 자극이 가는데, 무조건 높은 강도로 운동을 한다면 초보자나 일반인은 이내 골병이 들 것이다. 근육은 상대적으로 회복이 빠른 편이지만, 관절과 인대는 그렇지 않다. 피로가 쌓이면 결국 부상으로 이어진다.

한 세트 안에서 더 이상 동작을 이어나갈 수 없는 한계치에 다다랐을 때 강제로 반복하는 것 역시 마찬가지다. 동작을 할 수 없다는 건 이미 근육에 힘이 다 떨어졌다는 말이다. 숙련된 보조자가 도와주면 한계치를 넘어서 강제로 몇 번 더 동작을 할 수도 있겠지만, 근육이 버티는 힘

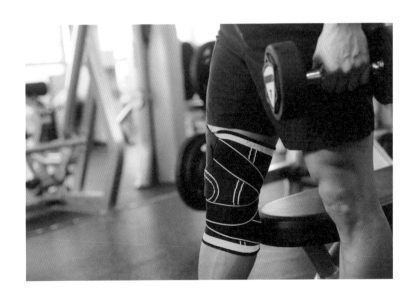

이 떨어진 상태에서는 관절과 인대에 큰 무리가 간다. 그래서 강제 반복도 절대 권하지 않는다. 운동은 내가 할 수 있는 범위 안에서 최대한 하는 것이지, 남이 도와줘야만 할 수 있는 강도는 결국 내가 버틸 수 있는 강도가 아니다.

펌핑이 되어야 제대로 운동한 것이다?

가슴 운동을 하고 거울을 보면 가슴 근육이 빵빵해진 걸 느낄 수 있다. 몸이 훨씬 더 좋아진 것 같은 느낌이 든다. 평상시에도 계속 이런 상태였으면 하고 바란다. 그런데 다음 날이 되면 어제 그 모습은 온데간데없다. 이렇게 운동하고 난 다음에 근육이 일시적으로 커지는 것을 펌핑이라고 한다.

펌핑은 특정 부위를 운동했을 때 그 부위에 혈액이 몰리면서 근육이 일시적으로 팽창하는 현상을 말한다. 운동 초보자라면 특정 근육에 집중적으로 자극을 주는 데 미숙하기 때문에 펌핑을 잘 느끼지 못하지만, 조금씩 자극을 찾아가면서 펌핑을 느낄 수 있게 된다. 자연스레 펌핑이 잘 될수록 운동도 잘 된 거라고 생각하게 된다.

펌핑은 중량 위주의 운동이 아니라 자극 위주의 운동을 할 때 잘 나타나는 현상이다. 반복 횟수가 많아질수록 혈액이 많이 모이기 때문이다. 반대로 고중량, 저반복의 운동을 하면 반복 횟수가 적어지기 때문에, 근육에 가해지는 자극은 크지만 펌핑은 크게 나타나지 않는다.

보디빌딩 선수들은 대회에 나갈 때 무대에 오르기 전까지 몸을 최대한 펌핑시켜 무대 위에서 최상의 모습을 보여준다. 가벼운 자극으로 여러 번 동작을 반복하여 근육을 짧은 시간 펌핑시키는 것일 뿐, 평소에는 이렇게 운동하지 않는다. 펌핑은 어느 정도 자극이 가해지고 있다는 신

호이지 펌핑이 잘 될수록 운동이 잘 된 것은 아니라는 사실을 꼭 기억하자.

근육을 키우려면 고중량, 저반복을 해야 한다?

웨이트 트레이닝을 처음 시작할 때 흔히 가지는 강박관념 중 하나가 중량에 대한 집착이다. 무겁게 들어야만 근육이 커지고, 가볍게 들면 근육이 커지지 않는다고 생각하는 것이다. 헬스장에 가면 몸 좋은 사람들은 죄다 무거운 무게로 운동을 한다. 나도 몸이 좋아지려면 무거운 중량을 들어야만 할 것 같다는 생각에 사로잡힌다.

정상에 오른 사람을 보고 배울 때는 결과가 아니라 과정을 봐야 한다. 정상에서 뭘 하고 있는지가 아니라 정상에 오르기까지 뭘 했는지를 봐야 하는 것이다. 무거운 중량을 들어서 몸이 좋아진 것이 아니다. 몸이 좋으니까 무거운 중량을 들 수 있는 것이다. 고수들에게도 초보 시절이 있었다. 1년, 2년 꾸준히 실력을 키우고, 몸을 키우면서 자연스럽게 들 수 있는 무게도 늘어난 것이다.

기초 근력이 없는 상태에서는 무거운 것을 들어도 근육에 제대로 된 자극을 줄 수 없다. 그러면 당연히 근력이 늘지도, 몸이 커지지도 않는다. 초반에는 세트당 12~15회 반복할 수 있을 정도의 무게로 꾸준히 동작을 하며 중량을 조금씩 올려가자.

운동과 식단, 무엇이 더 중요할까?

운동이 중요할까? 식단이 중요할까? 하루 종일 이야기해도 쉽사리 결론이 나지 않을 이야기다. 사실 정답은 없다. 심플하게 말하자면 체중을 줄이고자 하는 사람에게는 식단이 중요하고, 몸의 라인을 만들고 덩치를 키우려고 하는 사람에게는 운동이 중요하다. 이 역시 어디까지나 상대적인 것이지 운동 없는 식단, 식단 없는 운동은 의미가 없다.

먼저 체중 감소가 목표인 사람을 살펴보자. 체중이 정상 범위를 넘는다는 것은 너무 많은 음식을 섭취하고 있다는 뜻이다. 쓰는 것보다 들어오는 게 많은 상황이니 들어오는 걸 무조건 줄여야 한다. 특히 탄수화물을 줄여야 한다. 단백질이나 지방을 많이 섭취해서 체중이 느는 경우는 거의 없다. 우리가 먹는 대부분의 간식, 야식은 모두 탄수화물이다. 음료도 마찬가지다. 탄수화물만 반으로 줄여도 체중은 반드시 빠진다. 물론 한 달 이상은 꾸준히 지켜줘야 체중이 빠진다.

반대로 너무 말라서 근육을 키우고 싶은 사람은 어떨까? 가장 먼저 단백질 섭취를 늘려야 한다. 마른 사람은 근육과 체지방이 모두 부족한 경우가 많다. 그런데 이때 억지로 체중을 늘리려고 탄수화물을 과다하게 섭취해봤자 위만 상하고, 체지방만 늘어날 뿐이다. 그리고 그 체지방은 대부분 뱃살로 간다. 이미 말랐다는 말은 상대적으로 위의 소화력과 장의 흡수력이 약하다는 말이므로 과식은 곧 소화불량으로 이어진다. 이런 경우에는 적은 양을 여러 번에 걸쳐 나눠 먹는 것이 좋다.

운동의 경우 뚱뚱한 사람은 전신의 근육을 골고루 사용하여 기초대사량을 높이는 데 집중해야 한다. 근육을 많이 사용하면 할수록 근육에서 소모되는 에너지량이 많아지기 때문에 작은 근육보단 큰 근육 위주로, 한 부위보단 여러 부위를 동시에 자극하는 운동을 해주는 것이 효율적이다.

마른 사람은 조금씩 조금씩 근육을 붙여줘야 한다. 한 번에 많은 부위보단 한두 부위를 집중적으로 자극하면서 운동해야 한다. 근육량이 적으면 관절에 부담이 가므로 고중량 저반복이 아닌 저중량 고반복을 추천한다.

아침 공복에 하는 운동이 최고다?

살을 빼려면 공복인 상태에서 운동하라는 말을 들어봤을 것이다. 이는 정답이기도 하고, 아니기도 하다. 잠을 자는 동안 강제 공복을 했으니 짧으면 8시간, 길면 12시간 이상 공복이 지속된 상태에 이른다. 에너지로 쓸 연료가 바닥나는 것이다. 이 상태에서 운동을 하면 몸은 저장된 에너지, 지방 조직이나 근육 등에 저장된 지방을 우선적으로 사용한다. 그런 면에서는 체중 감량이나 지방 감소에 효과적이다.

하지만 또 한 가지 생각해볼 것이 있다. 운동하기 전에 흡수가 빠른 탄수화물을 섭취하는 게 좋다는 의견이 많다. 왜일까? 운동할 때는 짧은 시간 동안 많은 에너지를 폭발적으로 소비한다. 그만큼 많은 에너지를 쓰려면 에너지원을 미리 섭취해야 제대로 운동할 수 있다. 쉽게 말해 힘을 쓰려면 뭔가를 먹어야 된다는 것이다. 그리고 섭취한 에너지원만큼 에너지 소모도 된다.

뭔가를 섭취한 후보다 공복인 상태에서 운동을 하면 몸에 쌓인 에너지를 더 많이 소비할 것 같지만, 에너지를 태울 연료가 부족하면 운동을 아무리 많이 해도 에너지 소모 자체도 적게 되기 때문에 원하는 만큼 효과를 보기 힘들다. 즉, 내가 미친 듯이 운동한 만큼 효과를 보고 싶다면, 힘을 쓸 수 있는 에너지원이 부족한 공복일 때보다 탄수화물을 조금 섭취한 후에 하는 게 좋다.

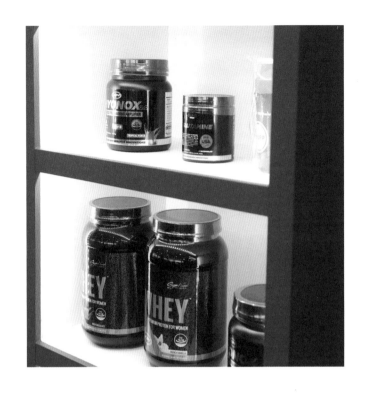

단백질만 먹으면 근육이 생길까?

지방을 먹으면 지방이 생긴다고 착각하듯, 단백질을 먹으면 근육이 생긴다고 오해하는 경우도 흔하다. 근육의 주 구성 성분이 단백질인 건 맞지만, 단백질을 먹는다고 그 단백질이 저절로 근육에 가서 붙지는 않는다. 일단 운동을 통해 근육이 성장할 정도의 충분한 자극이 선행되어야 한다. 아무것도 안 하고 단백질만 먹어봤자 소용없다는 뜻이다.

단백질 권장 섭취량은 체중에 비례한다. 몸을 구성하는 요소이기 때문에 몸이 클수록 많이 필요하다. 운동을 하지 않는 사람이라면 체중×0.8~1.0g, 활동량이 많은 사람은 체중×1.2g, 운동하는 사람은 체중×1.2~1.5g까지 필요하다. 예를 들면, 체중이 60kg인 사람이 운동을 아예 안 한다면 60×0.8=54g, 운동을 한다면 60×1.2=72g이 단백질 하루 권장 섭취량이 되는 것이다.

단백질은 식물성 단백질과 동물성 단백질로 나눌 수 있는데, 식물성 단백질은 콩류, 동물성 단백질은 육류, 우유에 많이 들어 있다. 뭐가 더 좋고 나쁘다기보다는 각각 장단점이 있다. 식물성 단백질은 필수 아미노산이 부족한 대신에 탄수화물이 같이 있어 영양소 균형이 좋다. 동물성 단백질은 필수 아미노산이 풍부한 대신에 포화지방이 같이 있다. 단백질의 섭취 자체만 본다면 포화지방이 적은 동물성 단백질을 섭취하는 것이 가장 좋다. 대표적으로 돼지고기 등심, 소고기 우둔살, 부채살, 닭가슴살 등이 있다.

보충제, 꼭 먹어야 할까?

보충제를 근육을 키우는 약으로 오해하는 경우가 많다. 보충제는 말 그대로 식품으로 충분히 섭취하지 못하는 단백질과 탄수화물을 보충하기 위한 식품이다. 보충제는 단백질과 탄수화물의 비율에 따라서 종류가 달라진다. 탄수화물 비율이 단백질 비율보다 높다면 체중 증가용, 단백질 비율이 더 높다면 근육 증가용이라고 이름 붙인다. 물론 그렇게 먹는다고 해서 무조건 체중이 증가하거나 근육이 증가하지는 않는다.

필요한 단백질과 탄수화물을 모두 보충제로 섭취할 경우 다른 영양소가 부족해서 문제를 일으킬 수 있지만, 말 그대로 보충제는 부족한 영양소를 보충하는 용도이기 때문에 보충제를 섭취하는 것 자체에는 아무런 문제가 없다. 다만 보충제를 섭취할 경우 주의해야 할 두 가지 사항이 있다.

첫 번째는 보충제를 먹고 소화가 잘 되지 않는 경우다. 이는 보충제의 단백질 원료인 유청 단백에서 유당이 포함된 WPC를 주원료로 사용한 경우다. 이때는 유당을 제외한 WPI를 단백질 원료로 사용한 보충제를 먹으면 된다.

두 번째로 주의해야 할 사항은 탄수화물 원료다. 지금은 바뀌긴 했지만 몇 년 전까지만 해도 유명하다는 보충제 대부분이 탄수화물 원료로 '말토덱스트린'을 사용했다. 말토덱스트린은 인공 탄수화물인데, 가격이 저렴하고 맛있다는 장점이 있지만 GI 수치가 설탕에 가까울 정도로 높다는 치명적인 단점이 있다. 설탕이야 맛을 내기 위해서 섞어서 쓰지만, 탄수화물 보충용으로 먹게 되면 섭취량이 많을 수밖에 없다. 쉽게 말해 보충제의 양만큼 설탕을 먹는다고 생각하면 된다. 탄수화물이 들어간 보충제를 먹을 때는 영양성분표에서 말토덱스트린의 유무를 꼭 확인하는 것이 좋다.

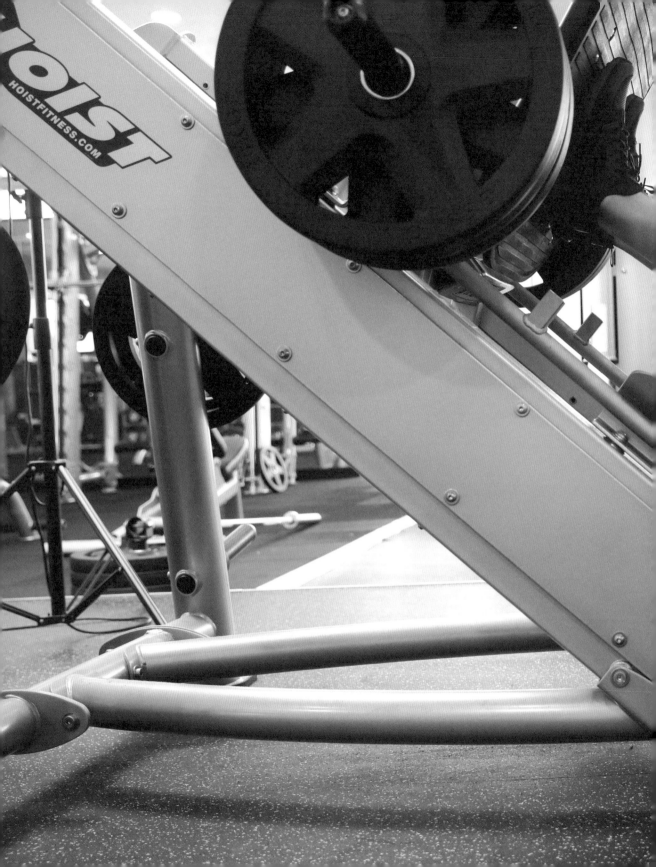

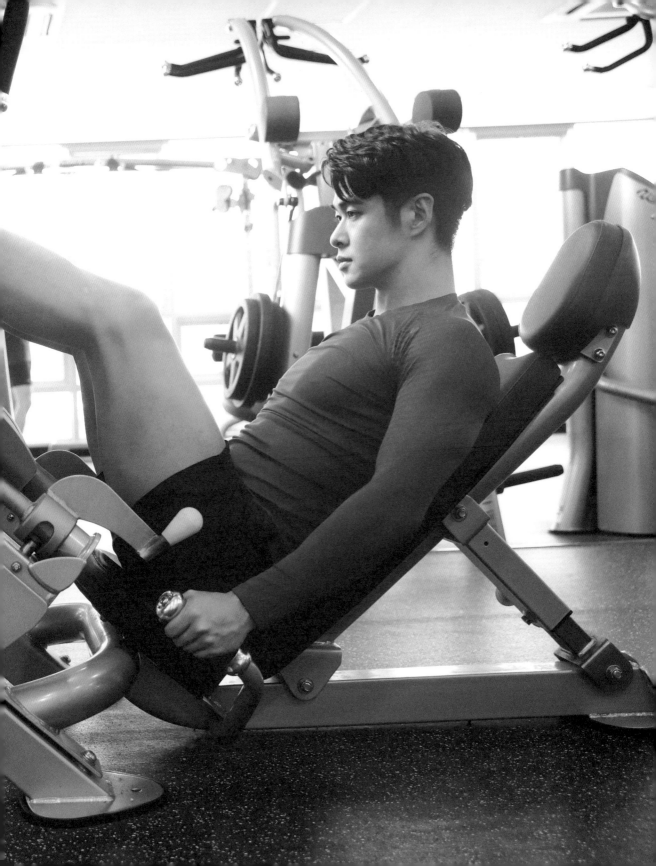

PART 2

하루 20분
셀프PT 프로그램

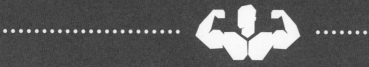

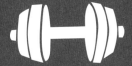

'하루 20분 셀프PT 프로그램'은 특정 부위
의 근육을 키우기에 가장 효율적인 동작들
만 모아 휴식 시간을 최소한으로 압축해 최
대한 큰 효과를 낼 수 있게 구성했다. 하루
단 20분으로 매일 몸이 달라지는 놀라운 경
험을 해보자!

매일 달라지는 '하루 20분 셀프PT 프로그램'

'하루 20분 셀프PT 프로그램'은 몸은 만들고 싶지만 시간을 내기 어려운 바쁜 현대인들을 위해 만들었다. 쉬운 동작부터 서서히 강도를 높여 근육을 키우기에 가장 효과적인 동작들만 모아서 누구나 쉽게 따라 할 수 있다.

가장 먼저 '스트레칭'은 관절을 유연하게 움직여서 굳어 있는 몸을 풀어줘 운동 중에 생길 수 있는 부상을 예방해준다. 본 운동 '셀프PT 프로그램'은 하루 20분만 해도 강력한 효과를 볼 수 있는 동작들로만 구성했다. 마지막으로 '마사지'는 셀프PT를 하면서 생긴 근육통을 풀어주고 피로감을 해소시키며, 몸 전체에 잡힌 근육을 예쁜 모양으로 잡아줄 수 있게 폼롤러로 할 수 있는 마사지로 구성했다. 하루 20분으로 몸이 달라지고, 인생 전체가 달라질 셀프PT를 지금부터 시작해보자.

WARMING-UP 스트레칭 > **TRAINING** 셀프PT 프로그램 > **FINISH** 마사지

WARMING-UP
스트레칭

운동을 시작하기 전 스트레칭은 기본이다. 스트레칭을 하지 않고 운동을 하면 뻣뻣한 근육에 강한 자극이 가해져 부상을 입기 쉽다. 장시간 앉아 있거나 같은 동작을 반복하면 근육과 관절이 모두 뻣뻣해지는데, 이때 근육만 늘인다고 몸이 완전히 펴지거나 풀어지는 건 아니다. 근육은 물론이고 관절도 함께 풀어줘야 한다. 관절도 안 쓰면 근육처럼 굳기 때문이다. 여기서 소개하는 스트레칭 동작들은 온몸의 근육과 관절을 모두 풀어주며 혈액순환까지 돕는다.

운동을 하기 전에는 부상 예방을 위해 반드시 스트레칭을 해야 한다. 아침에 일어나자마자 가볍게 하는 것도 좋다. 무거운 어깨, 뻐근한 허리, 기지개만으로는 역부족이었던 잠자던 몸을 깨워보자. 온몸 구석구석에 뻗어 있는 신경에 집중하면서 한 동작씩 차근차근 따라 하면 어느새 몸과 정신이 맑아짐을 느끼게 될 것이다. 동작도 쉽고 좁은 공간에서도 간단하게 할 수 있어서 아침에 하면 상쾌한 하루를 시작할 수 있다.

6가지 동작을 순서대로 진행한다. 자신의 몸 상태에 맞춰서 무리하지 않는 선에서 실시하며, 호흡은 편하게 한다. 본 운동을 하기 전 워밍업으로 스트레칭을 할 때는 1세트, 본 운동 없이 스트레칭만 하는 날은 1세트 실시한 후 1분 휴식하고, 다시 처음으로 돌아가 총 3회 실시한다.

START

1분 휴식

폼롤러에 누워서 팔 올리기

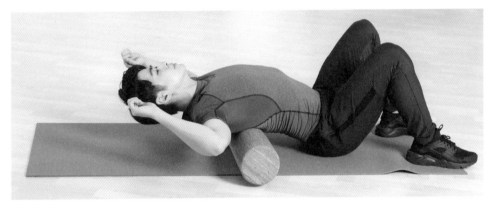

1 등에 폼롤러를 가로로 두고 눕는다. 가슴은 최대한 활짝 펴고, 양팔은 팔꿈치가 90도를 이루도록 굽혀 위로 들어 올린다.

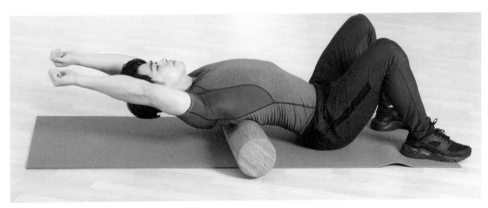

2 팔은 위로 뻗으면서 팔꿈치를 완전히 편다. 천천히 10회 실시한다.

누워서 팔 돌리기

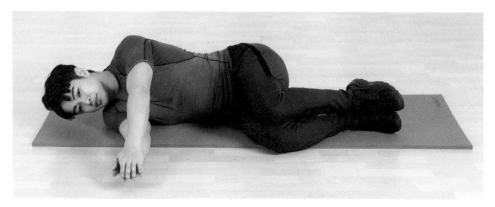

1 옆으로 누워 무릎은 90도로 굽히고, 양팔은 앞으로 뻗는다.

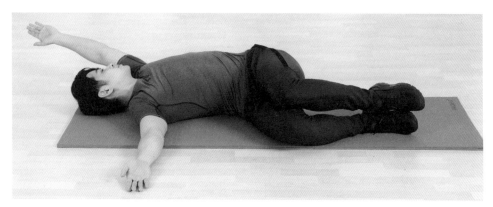

2 왼팔을 최대한 크게 원을 그리며 들어 올린다. 팔을 들어 올릴 때는 어깨도 함께 돌리고, 다시 천천히 제자리로 돌아오기를 10회 실시한다. 반대쪽도 동일하게 실시한다.

앉아서 골반 돌리기

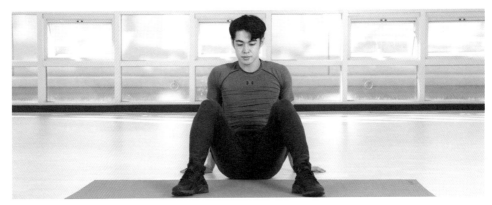

1 양손을 뒤로 뻗어 엉덩이 뒤쪽을 짚은 채 무릎을 굽혀 앉는다.

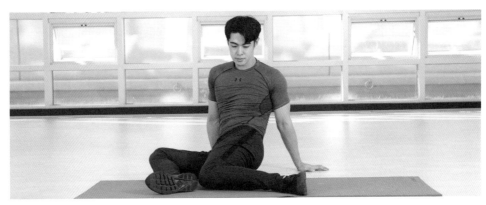

2 양쪽 무릎이 바닥에 닿도록 하체를 오른쪽으로 비튼다. 오른쪽 무릎의 바깥쪽, 왼쪽 무릎의 안쪽이 바닥에 닿을 정도까지 비틀기를 10회 실시한다. 반대쪽도 동일하게 실시한다.

엎드려 다리 벌려 앉기

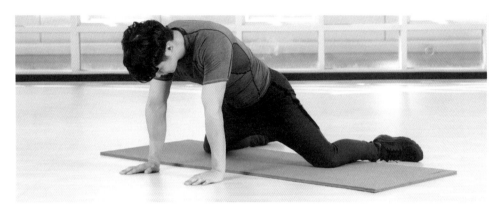

1 양손으로 바닥을 짚고 무릎을 굽혀 엎드린다. 양쪽 무릎은 좌우로 벌린다.

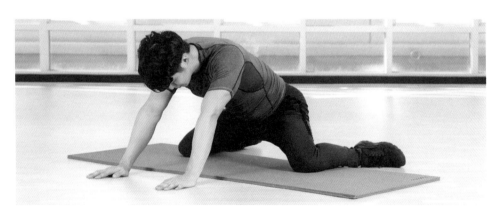

2 양손과 무릎으로 몸을 지탱한 채 몸통을 아래로 천천히 내린다. 고관절에 가해지는 자극에 집중하며 천천히 내려갔다가 올라오기를 15회 실시한다.

엎드려 다리 뻗고 몸 비틀기

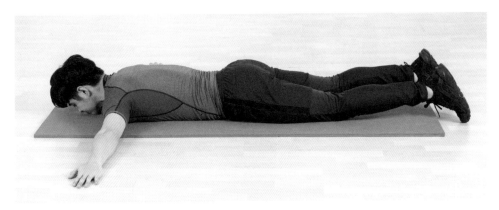

1 엎드려 누운 상태로 양팔은 양옆으로 뻗는다.

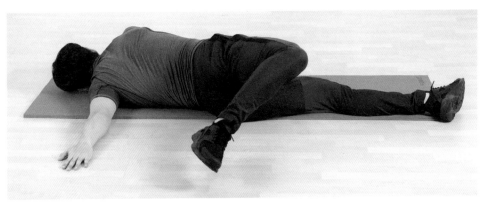

2 오른쪽 무릎을 살짝 굽혀 오른발이 왼손에 닿도록 다리를 뒤로 뻗는다. 양손은 바닥에 고정한 채로 동작을 하고 천천히 제자리로 돌아오기를 10회 실시한다. 반대쪽도 동일하게 실시한다.

엎드려 팔 뻗고 몸 비틀기

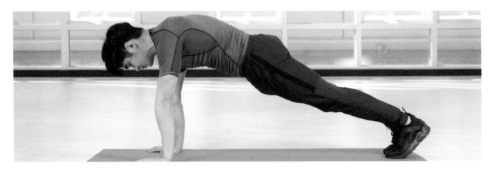

1 엎드려서 푸시업 준비 자세를 한다.

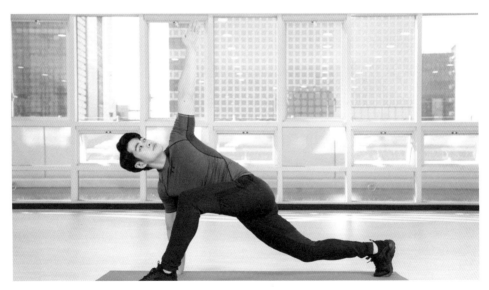

2 왼발은 몸 앞쪽으로 끌어당겨 왼손 바깥쪽 옆 바닥을 딛고, 왼손은 위로 뻗는다.
1~2번 동작을 연속으로 10회 실시한다. 반대쪽도 동일하게 실시한다.

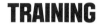

TRAINING
셀프PT 프로그램

운동 초보자가 헬스장에서 가장 먼저 찾는 건 퍼스널 트레이닝(Personal Training), 즉 PT다. 하지만 비싼 비용 때문에, 시간이 잘 맞지 않아서 못하는 사람이 많다. 그래서 동영상이나 책을 보면서 운동을 따라 해보지만, 나에게 맞는 운동이 무엇인지, 내가 원하는 몸을 만들기 위해서 어떤 기구로 어떻게 운동해야 하는지를 모르는 사람이 대부분이다. 그런 사람들을 위해 혼자서도 쉽게 따라 할 수 있는 셀프 퍼스널 트레이닝 프로그램을 소개한다.

이 프로그램은 비싼 PT를 받지 않고도 셀프로 탄탄하고 강인한 몸을 만들 수 있도록 했다. 운동을 처음 하는 초보자들도 충분히 따라 할 수 있는 기본 동작들로 구성되어 있어서, 누구든지 꾸준히 하면 체지방을 낮추고, 체력은 높이며, 탄탄하고 강한 몸을 만들 수 있다.

하루 20분만 투자해서 셀프PT 프로그램을 따라 한다면 떡 벌어진 넓은 어깨와 탄탄한 가슴, 식스팩에 강인한 하체까지 모두 얻을 수 있을 것이다.

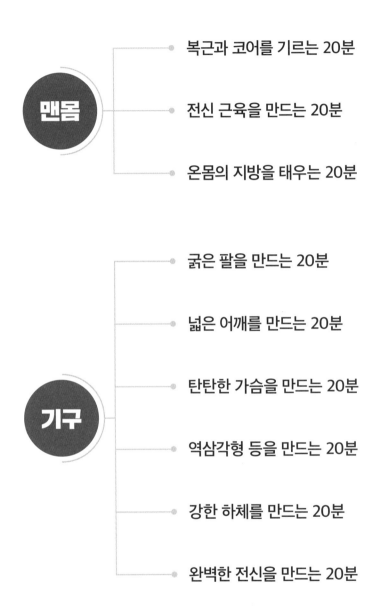

맨몸

- 복근과 코어를 기르는 20분
- 전신 근육을 만드는 20분
- 온몸의 지방을 태우는 20분

기구

- 굵은 팔을 만드는 20분
- 넓은 어깨를 만드는 20분
- 탄탄한 가슴을 만드는 20분
- 역삼각형 등을 만드는 20분
- 강한 하체를 만드는 20분
- 완벽한 전신을 만드는 20분

맨몸

복근과 코어를 기르는 20분

셔츠 사이로 튀어나온 배는 나이와 상관없이 '아저씨'를 상징한다. 반대로 배만 안 나와도 10년은 젊어 보이고, 옷발도 잘 받는다. 식스팩은 자기 관리의 상징이기도 하다. 식스팩을 만들려면 복근 운동과 함께 체지방 감량은 필수다. 체지방이 줄어들면서 비로소 숨어 있던 복근이 드러나는 것이다.

복근이 겉모습의 이미지를 좌우한다면, 코어 근육은 모든 신체 활동을 뒷받침한다. 이후에 이어질 모든 근육 운동의 기초이자, 건강한 신체를 위해 반드시 단련해야 하는 근육이기도 하다. 코어가 약하면 남자의 상징인 허리도 약해지고, 온몸이 부실해질 수밖에 없다. 이번 프로그램에서는 맨몸으로 복근과 코어를 강화시키는 동작을 소개한다. 이 동작들은 복직근, 외복사근, 내복사근, 복횡근을 골고루 단련하면서 동시에 체지방을 감소시켜 복근이 빨리 드러나도록 도와준다.

진행 방법

5가지 동작을 순서대로 진행하면서 동작 사이에 30초씩 휴식한다. 모든 동작이 끝난 뒤에는 1분 휴식하고, 다시 처음으로 돌아가 총 3회 실시한다.

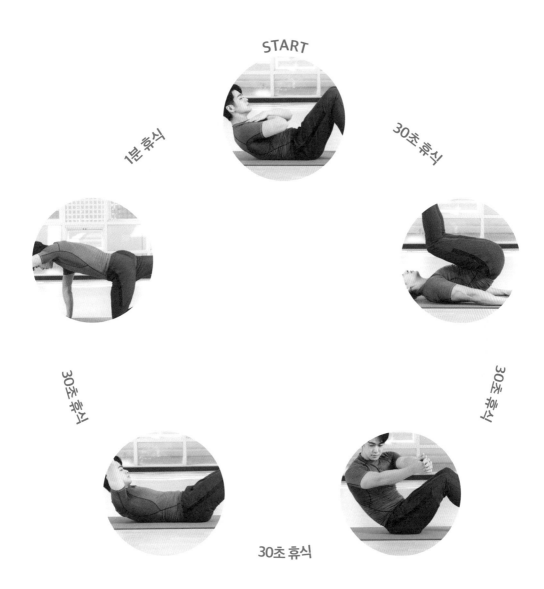

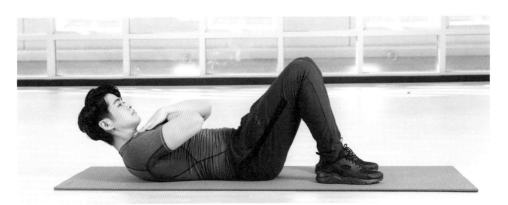

1 무릎을 굽힌 채 양발은 어깨너비로 벌리고 눕는다. 양팔은 교차해서 가슴 앞에 모으고, 숨을 내쉬면서 목을 살짝 들어 올린다.

15회

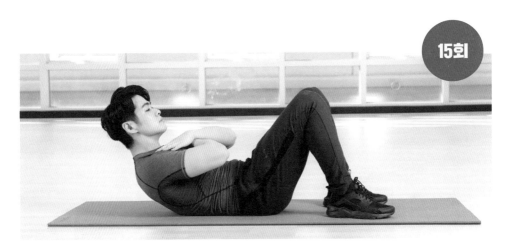

2 숨을 들이마시면서 등을 둥글게 만다는 느낌으로 굽혔다가 천천히 시작 자세로 돌아온다.

무릎을 굽히고 누운 자세에서 복부의 힘으로만 상체를 들어 올려서 상복부 발달에 효과적인 동작이다.

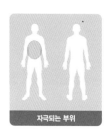

동작 바로잡기

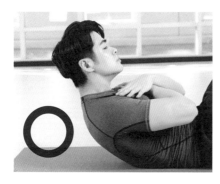 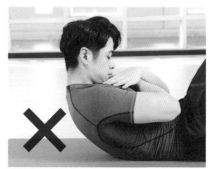

몸을 들어 올릴 때 목이 같이 굽어지는 경우가 있는데, 그럼 목 앞쪽 근육이 지나치게 긴장해서 다치기 쉽다. 목에 힘이 들어가지 않도록 주의한다.

리버스 크런치

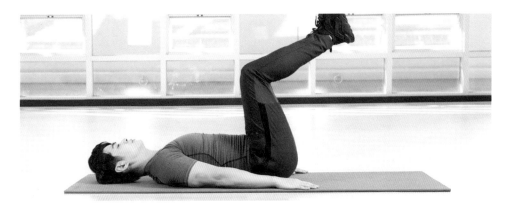

1 바닥에 누워 양팔은 몸통 옆에 붙이고, 무릎은 굽힌 채로 양쪽 다리를 들어 올린다.

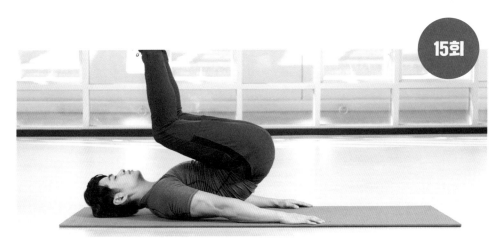

15회

2 등을 둥글게 만다는 느낌으로 골반을 들어 올리면서 숨을 내쉬고, 들이마시면서 천천히 시작 자세로 돌아온다.

'크런치'와 반대되는 운동으로 상체는 그대로 두고 다리만 들어 올려서 하복부 발달에 효과적이다.

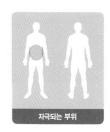

자극되는 부위

 동작 바로잡기

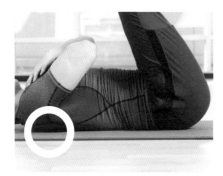 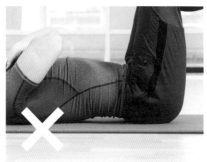

양쪽 다리를 들어 올렸다가 내릴 때 허리가 바닥에서 떨어질 경우, 허리가 과도하게 수축하여 무리가 가므로 주의한다. 동작을 하는 내내 허리가 바닥에 닿게 한다.

러시안 트위스트

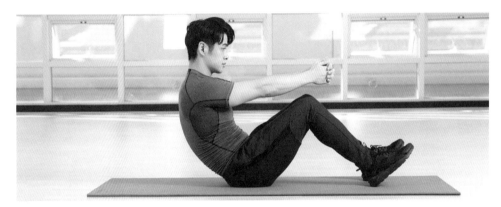

1 바닥에 무릎을 굽히고 앉는다. 상체는 지면과 45도를 이루도록 뒤로 기울이고, 양손을 맞잡아 양팔은 앞으로 곧게 뻗는다.

각 15회씩

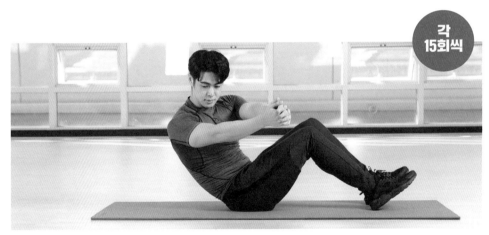

2 몸통을 오른쪽으로 천천히 돌리면서 숨을 내쉰다. 가능한 한 끝까지 비튼 다음, 숨을 들이마시면서 시작 자세로 돌아온다. 반대쪽도 동일하게 실시한다.

상체를 양쪽으로 비트는 동작으로 복부 전체에 자극을 주는데, 특히 내복사근과
외복사근을 발달시켜 복근을 키우는 데 탁월하다.

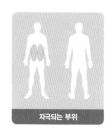

자극되는 부위

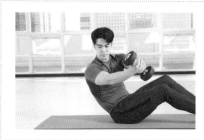

plus +

덤벨을 잡고 동작을 하면 난이도
가 올라간다.

동작 바로잡기

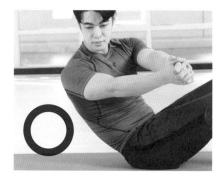

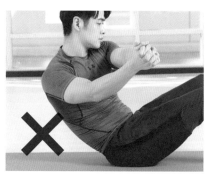

몸통 전체가 회전하는 게 중요하다. 팔만 돌아가지 않도록 주의한다.

할로우보디

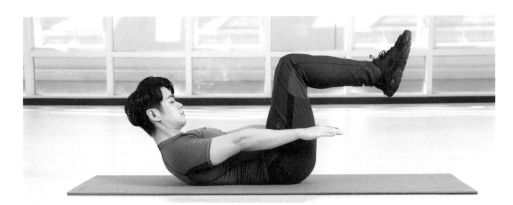

1 바닥에 누워 무릎을 90도로 굽혀서 들어 올린다. 상체를 살짝 든 채 양팔은 앞으로 곧게 뻗는다.

tip 상체를 들어 올릴 때 목이 긴장하지 않도록 주의한다.

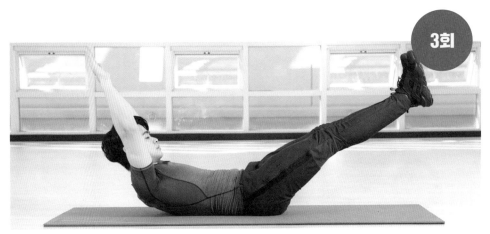

3회

2 복부에 힘을 주며 양팔은 만세하듯이 위로 뻗고, 양쪽 다리는 일직선으로 뻗어 30초 동안 자세를 유지한다. 시작 자세로 돌아갔다가 숨을 고르고 다시 팔과 다리를 뻗는다.

바닥에 누워 복근의 긴장을 유지한 채로 양팔과 양쪽 다리를 뻗어 복횡근을 발달시키는 동작으로 안정성 강화에 효과적이다.

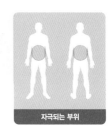

자극되는 부위

동작 바로잡기

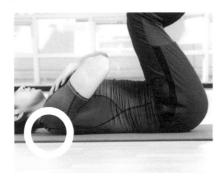

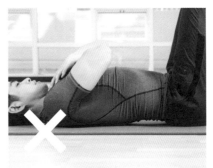

허리가 바닥에서 뜨지 않도록 주의한다.

/ 버드독

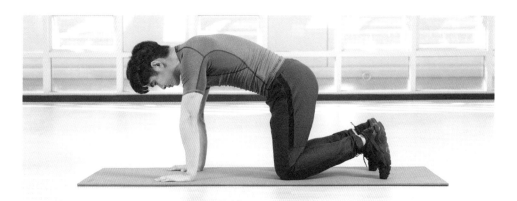

1 양손은 바닥을 짚고 무릎은 직각으로 굽혀 엎드린다.

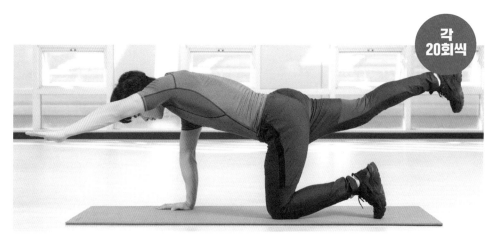

각
20회씩

2 숨을 들이마시면서 왼팔은 앞으로 뻗고, 동시에 오른다리는 뒤로 뻗는다. 허리와 몸
전체가 흔들리지 않도록 주의하며 천천히 시작 자세로 돌아온다. 반대쪽도 동일하게
실시한다.

엎드린 자세에서 한쪽 팔과 한쪽 다리를 교차해서 뻗는 코어 운동으로, 복근과 코어뿐 아니라 날개뼈와 팔로 연결되는 부분의 근육까지 강화시킨다.

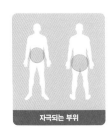

자극되는 부위

동작 바로잡기

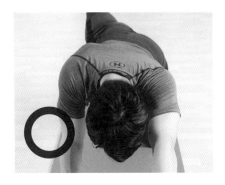

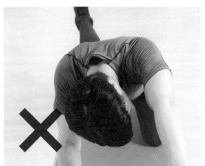

팔을 뻗을 때 상체가 좌우로 한쪽으로 틀어지지 않도록 주의한다.

전신 근육을 만드는 20분

앞서 맨몸으로 복근과 코어를 강화시켰으니, 이제는 전신 근육을 키울 차례다. 근육을 키운다고 하면 무조건 운동 도구나 헬스 기구가 있어야 된다고 생각하지만, 동작에 능숙하지 않거나 근력이 부족한 상태에서 무리하게 무게를 들면 부상 위험이 있다. 이럴 때는 맨몸으로 기초 근력을 키우는 게 좋다.

나의 몸무게만을 이용해서 동작의 난이도를 조금씩 높이면서 해보자. 그러면 부상의 위험도 적고, 도구나 기구가 필요하지 않으니 언제 어디서든 할 수 있다. 아침에 일어나서 씻기 전에 잠깐, 저녁에 집에 돌아와 저녁 식사를 하기 전에 잠깐, 시간과 의지를 내보자. 집이 곧 헬스장이 된다. 무게를 들지 않아도, 전신 근육을 고르게 자극시켜주는 이번 프로그램을 따라 하면서 맨몸으로 전신 근육 만들기에 도전해보자.

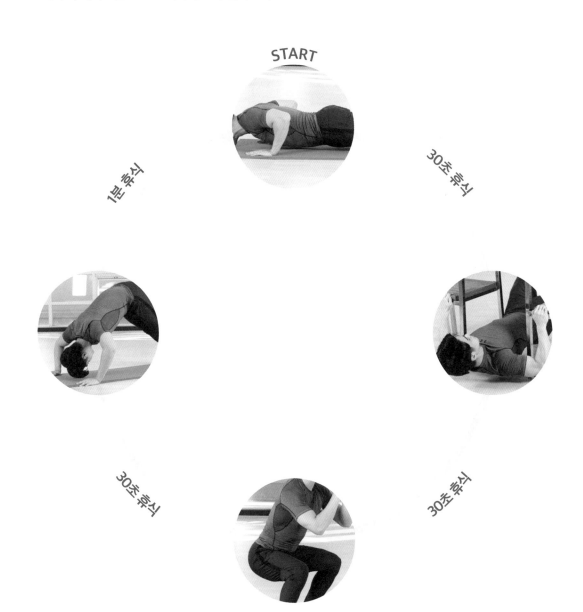

진행 방법

4가지 동작을 순서대로 진행하면서 동작 사이에 30초씩 휴식한다. 모든 동작이 끝난 뒤에는 1분 휴식하고, 다시 처음으로 돌아가 총 3회 실시한다.

START

30초 휴식

1분 휴식

30초 휴식

30초 휴식

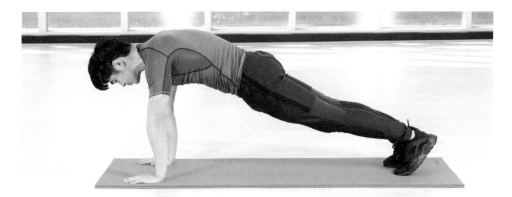

1 양손은 어깨너비보다 약간 넓게 벌려 바닥을 짚고, 양발은 모아서 바닥에 대고 엎드린다. 양팔은 곧게 펴고 어깨부터 발끝까지 일직선이 되도록 온몸에 골고루 힘을 준다.

20회

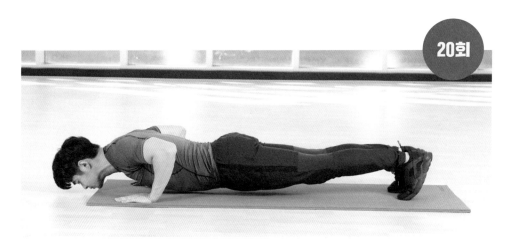

2 숨을 들이마시면서 팔꿈치를 90도가 될 때까지 굽혔다가, 숨을 내쉬면서 손바닥으로 바닥을 강하게 밀며 시작 자세로 돌아온다.

언제 어디서든 평평한 바닥만 있으면 할 수 있는 기본적인 맨몸 근력 운동으로, 가슴 근육은 물론 코어까지 발달시킬 수 있다.

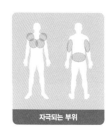

 동작 바로잡기

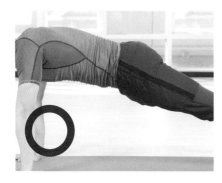

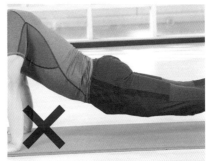

팔을 펴서 몸을 들어 올릴 때 허리가 휘거나 젖혀지지 않도록 엉덩이와 하체, 복부 전체에 힘을 줘서 몸 전체를 한번에 들어 올린다는 느낌으로 땅을 밀어내며 몸을 올린다.

인버티드 로우

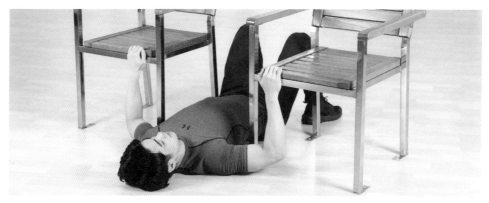

1 의자 2개를 나란히 놓고, 그 사이에 무릎을 굽히고 누워서 양손으로 의자 끝을 잡는다.

15회

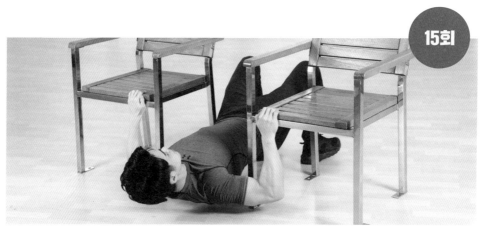

2 몸을 위로 들어 올리고, 숨을 들이마시면서 천천히 시작 자세로 돌아온다.

'뒤집어서 노 젓기'라는 의미의 동작으로 등 근육을 주로 사용하여 상체를 역삼각형으로 만드는 데 탁월하고, 손과 팔의 근육까지 강화시켜준다.

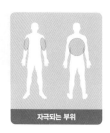

자극되는 부위

 동작 바로잡기

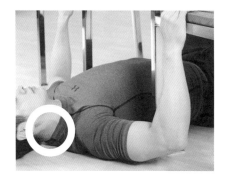 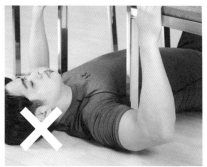

팔과 몸의 각도는 45도 정도가 좋다. 90도가 될 정도로 팔을 너무 벌릴 경우 어깨 부상 위험이 있다.

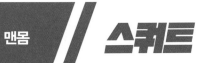
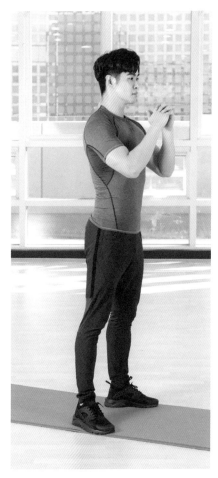

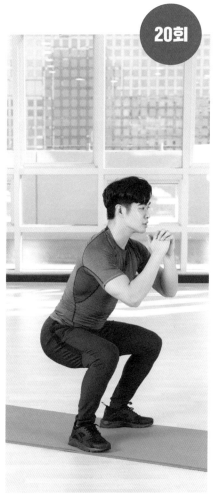

20회

1 양팔은 앞을 향해 가볍게 들어 양손을 맞잡는다. 양발은 어깨너비보다 조금 넓게 벌리고 선다.

2 숨을 들이마시면서 상체를 세운 상태로 수직으로 내려간다는 느낌으로 앉는다. 엉덩이가 무릎보다 조금 더 낮아질 때까지 내려갔다가, 천천히 시작 자세로 돌아온다.

앉았다 일어서기를 반복하는 동작으로, 허벅지의 앞뒤 근육과 둔근의 힘까지 모두 쓰여 허벅지는 물론이고 엉덩이까지 탄탄하게 해주고 허리 힘까지 키워준다.

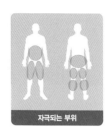

자극되는 부위

동작 바로잡기

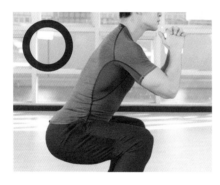
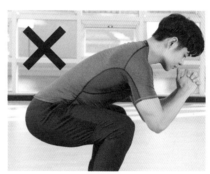

상체를 앞으로 숙이면 무게가 허리에 실리면서 허리 부상의 위험이 커진다. 상체 각도가 45도보다 더 숙여지지 않도록 한다.

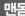

숄더 푸시업

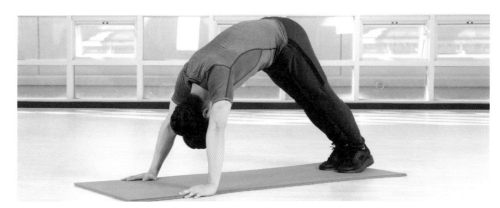

1 양손은 어깨너비보다 약간 넓게 벌려 바닥을 짚고, 양발은 모아서 발끝을 바닥에 댄다. 엉덩이를 최대한 위로 들어 올려 옆에서 보았을 때 몸이 세모 모양이 되도록 한다.

15회

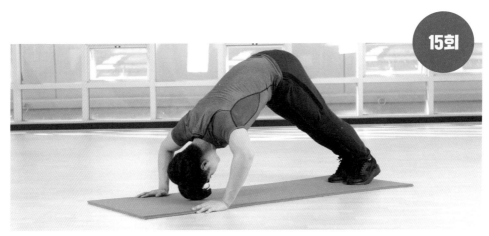

2 숨을 들이마시면서 팔꿈치를 굽혀 머리가 바닥에 닿기 직전까지 내렸다가, 천천히 시작 자세로 돌아온다.

엉덩이를 들어 올린 채로 진행하는 푸시업 변형 동작으로, 어깨 근육과 팔, 가슴 근육을 발달시키는 데 효과적이다.

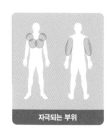

 동작 바로잡기

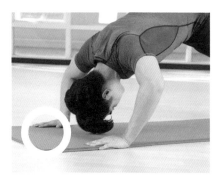 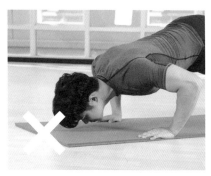

바닥을 짚은 양손은 귀 옆에 오도록 하고, 내려갈 때 팔꿈치는 옆으로 벌린다.

온몸의 지방을 태우는 20분

단시간에 지방을 가장 많이 태우는 맨몸 운동이 있다. 바로 '버피'다. 올바른 동작으로 하면 10번을 채우기도 전에 포기하고 싶어질 정도로 혹독해서 악마의 운동이라고도 불리지만, 효과는 드라마틱해서 많은 이들이 힘들어도 결코 포기할 수 없는 운동이다.

이번 프로그램에서는 버피 운동을 통해 전신을 자극해 근육량을 늘려서 기초대사량을 높이고 체지방을 최대한 많이, 빨리 감소시키는 과정을 소개한다. 운동이 끝난 후에도 최대 48시간까지 몸이 에너지를 소비하도록 만들기 때문에 체지방을 없애기에 적격이다. 유산소 운동 효과까지 있어서 심폐 지구력을 키울 수 있다는 것도 장점이다.

진행 방법

'버피 1단계'를 8세트 실시하며, 한 세트가 끝나면 1분 휴식한다. 15회씩 8세트를 성공하면, 다음 단
계인 '버피 2단계'로 넘어간다. 2단계도 8세트를 성공하면 '버피 3단계'로 넘어간다. 처음에 8세트가
너무 힘들다면 4세트로 시작해서 조금씩 횟수를 늘려나간다.

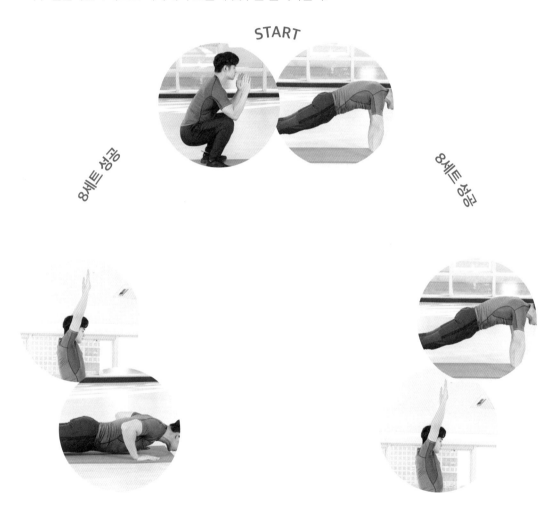

START

8세트 성공

8세트 성공

8세트 성공

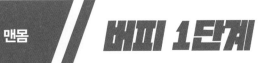

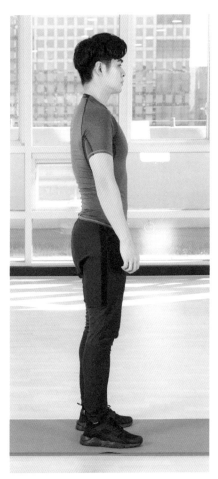

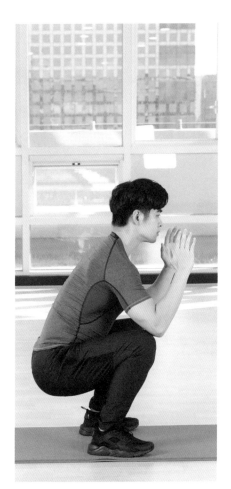

1 양발은 어깨너비로 벌리고, 바르게 선다.

2 숨을 내쉬면서 스쿼트 자세로 내려간다.

상체와 하체를 동시에 자극시키는 동작으로 체지방은 물론이고, 전신 지구력과 심폐 기능까지 향상시키는 데 큰 도움이 된다.

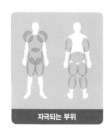

자극되는 부위

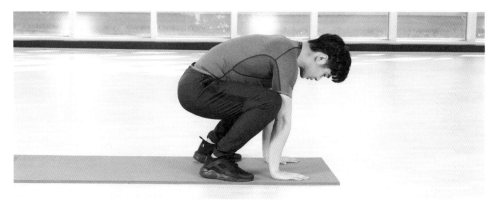

3 양손으로 앞쪽 바닥을 짚는다.

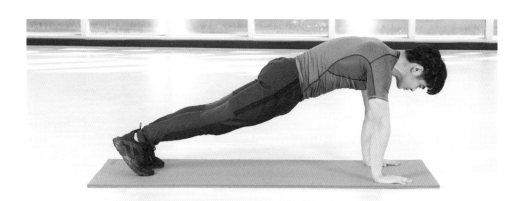

4 숨을 내쉬면서 양발을 뒤로 힘차게 뻗어 푸시업 자세를 만든다.

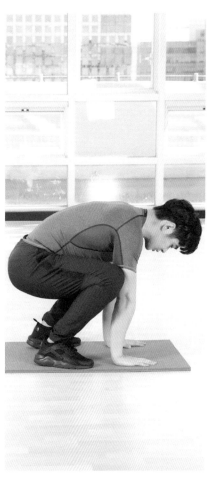

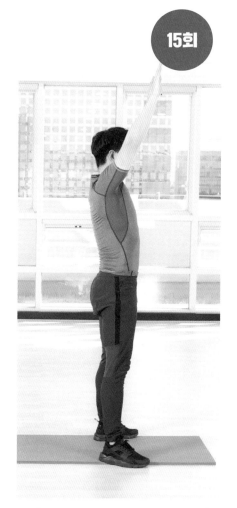

15회

5 양발을 동시에 앞으로 당겨서 3번 자세로 돌아온다.

6 양팔을 위로 뻗으면서 바르게 선다.

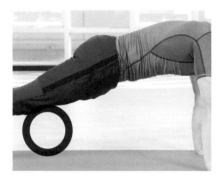

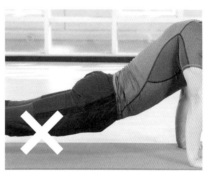

푸시업 자세로 내려갈 때 엉덩이가 밑으로 내려가거나 위로 올라오지 않도록 주의한다. 허리가 굽혀지지 않도록 한다.

버피 2단계

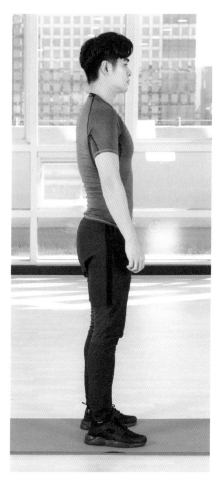

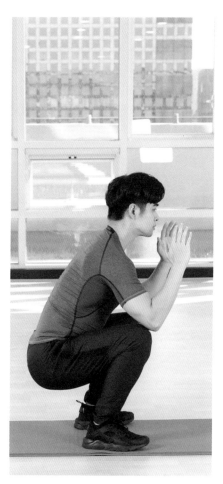

1 양발을 어깨너비로 벌리고, 바르게 선다.

2 숨을 내쉬면서 스쿼트 자세로 내려간다.

'버피 1단계'에서 점프 동작이 추가돼 체지방 감소와 전신 근력을 강화시킨다. 스쿼트 자세에서 점프 동작으로 이어져 하체를 강화시키고 코어 발달에도 도움이 된다.

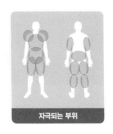

자극되는 부위

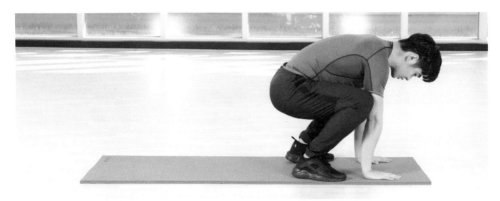

3 양손으로 앞쪽 바닥을 짚는다.

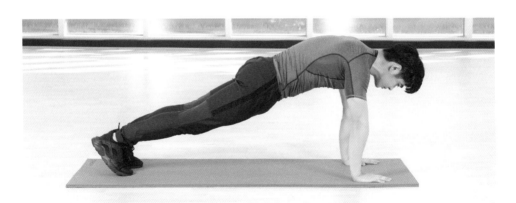

4 숨을 내쉬면서 양발을 뒤로 힘차게 뻗어 푸시업 자세를 만든다.

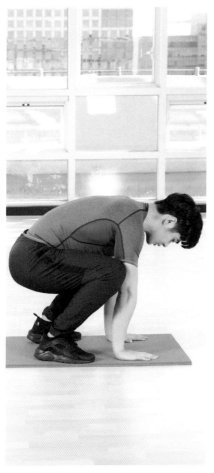

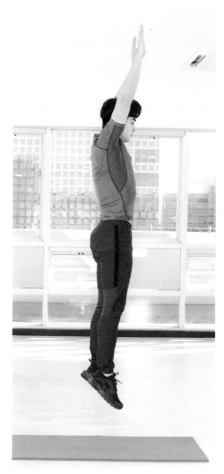

5 양발을 동시에 앞으로 당겨서 3번 자세로 돌아온다.

6 양팔을 위로 뻗으면서 점프한다.

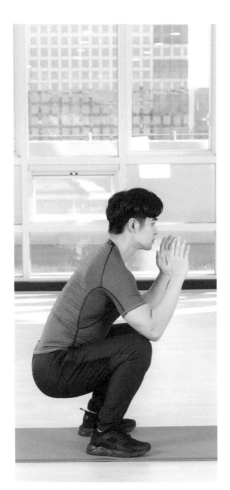

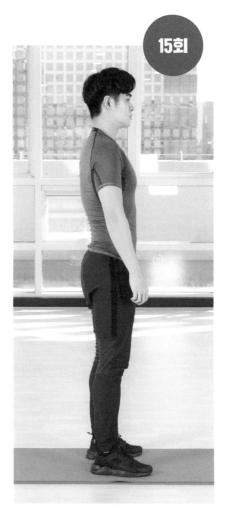

15회

7 양팔과 양쪽 무릎을 굽히며 스 쿼트 시작 자세를 만든다.

8 양팔과 양쪽 무릎을 펴고 바르 게 선다.

버피 3단계

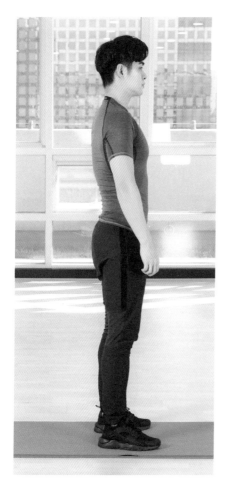

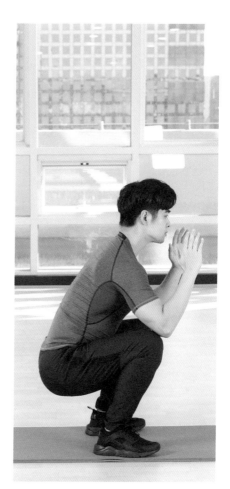

1 양발은 어깨너비로 벌리고, 바르게 선다.

2 숨을 내쉬면서 스쿼트 자세로 내려간다.

'버피 2단계'에서 푸시업 동작이 추가되어 체지방 감소와 체력, 전신 근력 강화에 아주 효과적이다. 상체와 하체 근육, 코어와 복근까지 골고루 강화시켜준다.

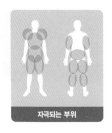

자극되는 부위

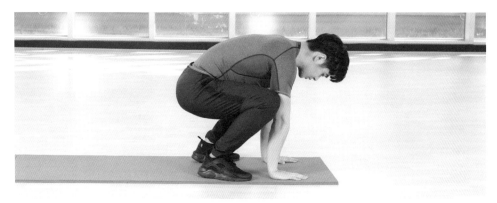

3 양손으로 앞쪽 바닥을 짚는다.

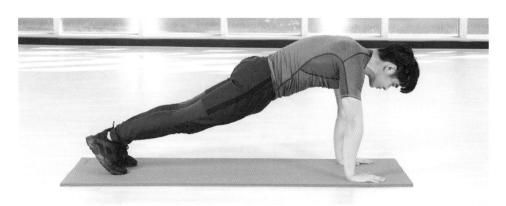

4 숨을 내쉬면서 양발을 뒤로 힘차게 뻗어 푸시업 자세를 만든다.

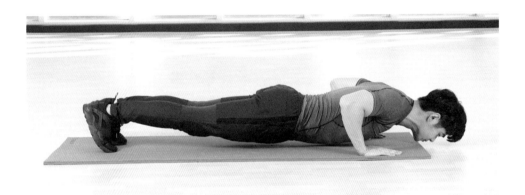

5 숨을 들이마시면서 팔꿈치를 90도가 될 때까지 굽힌다.

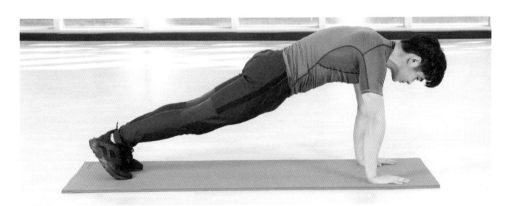

6 숨을 내쉬면서 손바닥으로 바닥을 강하게 밀며 4번 자세로 돌아온다.

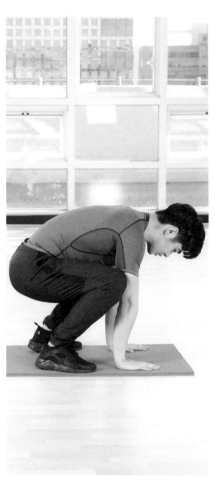

7 양발을 동시에 앞으로 당겨서
3번 자세로 돌아온다.

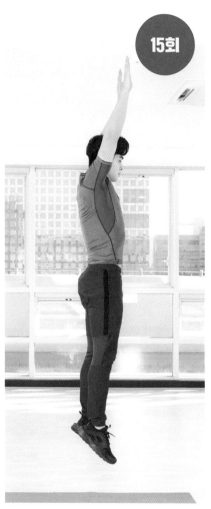

15회

8 양팔을 위로 뻗으면서 점프한다.

굵은 팔을 만드는 20분

남자의 매력을 강하게 살려주는 부위 중 하나가 팔뚝이다. 팔 근육은 옷을 벗지 않아도 드러난다. 그래서 팔뚝이 굵고 탄탄하면 남성미가 뿜어져 나오고, 티셔츠나 셔츠를 입었을 때도 옷발이 제대로 살아난다. 하지만 단순히 '알통'이라고 불리는 곳만 굵은 팔은 매력적이라기보다 오히려 둔해 보인다. 그렇다면 멋진 팔은 어떤 팔일까? 바로 팔 전체에 근육이 고루 발달된 팔이다.

이전까지 맨몸으로 운동하며 기초 체력과 근력을 키웠다면, 이제는 헬스 도구와 기구를 이용해서 몸을 만들어보자. 이 프로그램에서는 도구와 기구를 이용해 어깨부터 이두근, 삼두근, 전완근까지 자극해서 팔의 전체적인 라인을 완성하는 동작들을 소개한다. 이두근의 안쪽과 바깥쪽, 삼두근의 안쪽과 바깥쪽, 삼각근의 전면과 측면을 골고루 발달시켜 팔 근육을 빠짐없이 채워보자.

4가지 동작을 순서대로 진행하면서 동작 사이에 30초씩 휴식한다. 모든 동작이 끝난 뒤에는 1분 휴식하고, 다시 처음으로 돌아가 총 3회 실시한다.

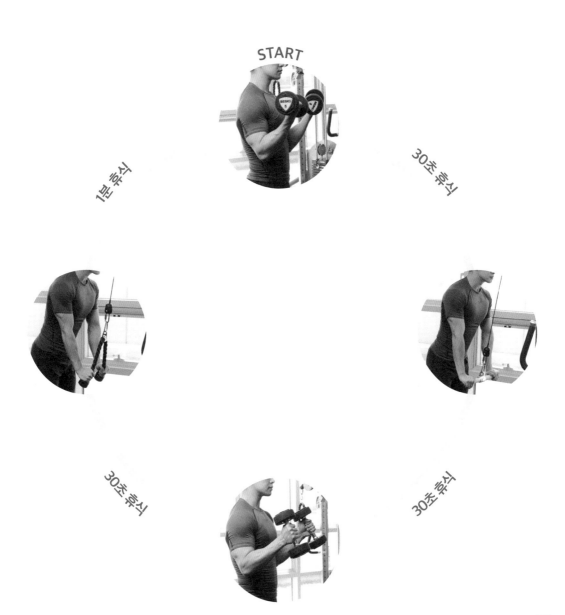

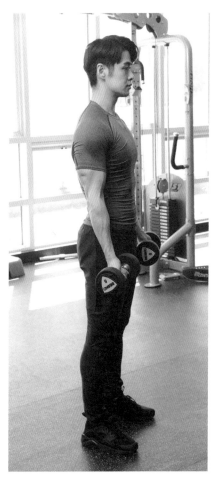

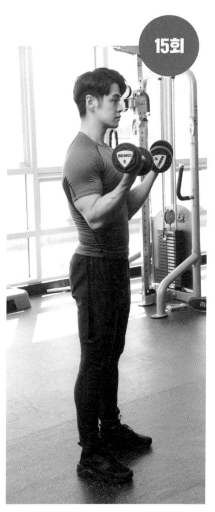

15회

1 손등이 뒤쪽을 향하도록 양손에 덤벨을 들고 선다.

2 덤벨을 최대한 어깨 가까이 들어 올리면서 숨을 짧게 내쉬고, 들이마시면서 시작 자세로 돌아온다.

102

덤벨을 들어 올렸다가 내리는 기본적인 팔 운동으로, 위팔은 움직이지 않고 아래팔만 움직여 이두근 안쪽과 바깥쪽을 발달시킨다.

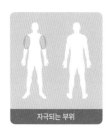

자극되는 부위

 동작 바로잡기

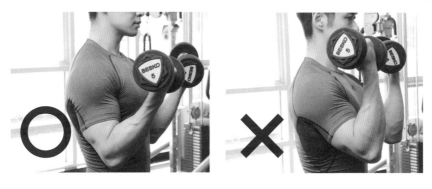

최대 수축 지점에서 팔꿈치가 들리면 전면삼각근에 자극이 가해지므로 팔꿈치가 앞으로 들리지 않도록 한다.

트라이셉스 프레스다운

15회

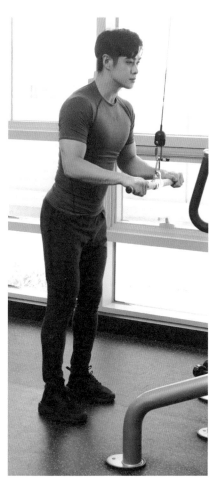

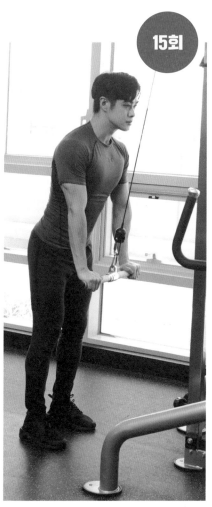

1 케이블에 일자 그립을 끼운 다음, 그립을 어깨너비로 잡고 상체는 앞으로 약간 숙여 선다.

2 팔꿈치가 완전히 펴질 때까지 그립을 당겨 내리면서 숨을 짧게 내쉬고, 들이마시면서 시작 자세로 돌아온다.

tip 그립을 당길 때 몸이 흔들리지 않게 주의한다.

삼두근의 긴장을 유지한 채 그립을 아래쪽으로 당겨 내리는 동작으로, 삼두근 안쪽을 발달시키는 데 효과적이다.

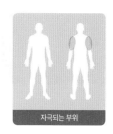

 동작 바로잡기

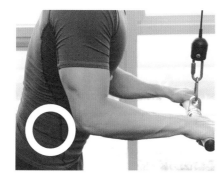

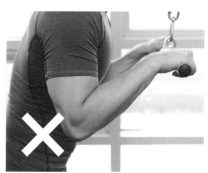

다시 시작 자세로 돌아올 때 그립이 너무 많이 올라가면 삼두근의 긴장이 풀리게 되므로 그립이 너무 많이 올라가지 않도록 주의한다.

15회

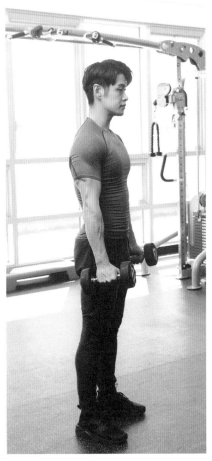

1 양손에 덤벨을 들고 선다. 양쪽 손바닥은 각각 허벅지를 향하도록 자연스럽게 팔을 뻗는다.

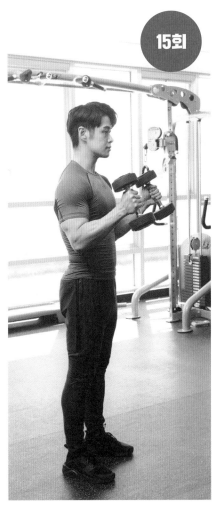

2 덤벨을 최대한 어깨 가까이 들어 올리면서 숨을 짧게 내쉬고, 들이마시면서 시작 자세로 돌아온다.

양쪽 손바닥이 서로 마주 보도록 덤벨을 잡고 들어 올리는 동작으로, 위팔은 움직이지 않고 아래팔만 움직여 이두근 바깥쪽을 집중적으로 발달시킨다.

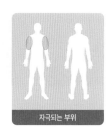

 동작 바로잡기

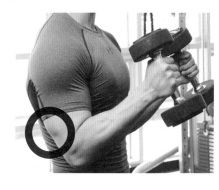
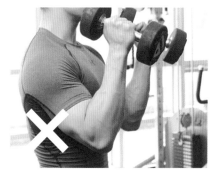

최대 수축 지점에서 팔꿈치가 앞으로 들리면 전면삼각근으로 자극이 넘어가게 된다. 동작이 끝날 때까지 긴장을 풀지 않고 위팔을 제자리에 고정한다.

트라이셉스 로프다운

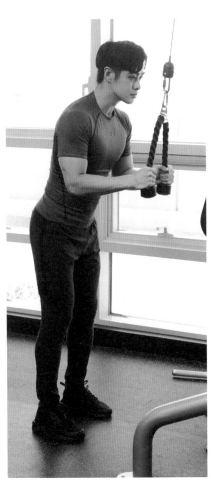

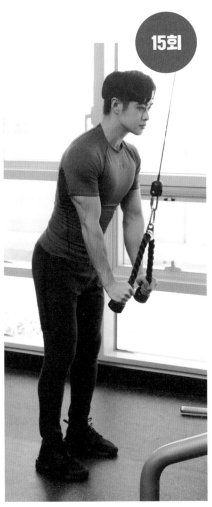

15회

1 로프를 어깨너비보다 좁게 잡고 상체는 앞으로 약간 숙여 선다.

2 팔꿈치가 완전히 펴질 때까지 로프를 당겨 내리면서 숨을 짧게 내쉬고, 들이마시면서 시작 자세로 돌아온다.

삼두근의 긴장을 유지한 채 로프를 아래쪽으로 당겨 내리는 동작으로, 삼두근 바깥쪽을 발달시키는 데 효과적이다.

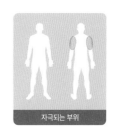

 동작 바로잡기

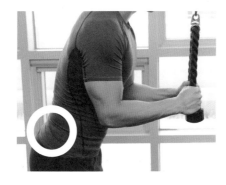 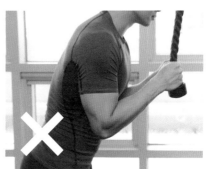

로프를 올릴 때 너무 많이 올라가면 삼두근의 긴장이 풀리게 된다. 삼두근의 긴장이 유지되는 선까지만 올린다.

넓은 어깨를 만드는 20분

넓은 어깨는 모든 남자들의 로망이다. 직각으로 뚝 떨어지는 넓은 어깨는 몸의 비율을 좋게 하고, 키도 커 보이고 얼굴도 작아 보이는 효과가 있어서 몸 만들기를 결심한 남자라면 가장 먼저 키우고 싶은 부위로 꼽힌다. 태평양 같은 넓은 어깨를 만들고 싶은 남자들이 가장 먼저 찾는 운동은 어깨 근육을 직접적으로 키우는 동작일 것이다. 하지만 진짜 제대로 된 멋진 어깨를 만들려면 어깨 측면과 등을 발달시키는 동작을 함께해야 한다.

이번 프로그램은 등과 어깨 근육을 동시에 발달시켜 어깨를 최대한 넓게 만드는 것을 목표로 한다. 일차적으로 어깨의 전면, 측면, 후면 근육을 골고루 키우는 어깨 운동을 하고, 등 근육 중에서도 광배근 바깥쪽을 발달시키는 동작을 함께 넣어 어깨와 등을 입체적으로 발달시켜보자.

6가지 동작을 순서대로 진행하면서 동작 사이에 30초씩 휴식한다. 모든 동작이 끝난 뒤에는 1분 휴식하고, 다시 처음으로 돌아가 총 3회 실시한다.

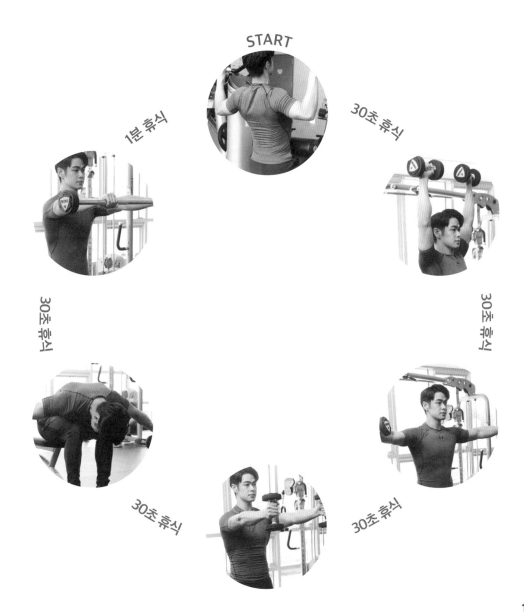

START

30초 휴식

30초 휴식

30초 휴식

30초 휴식

1분 휴식

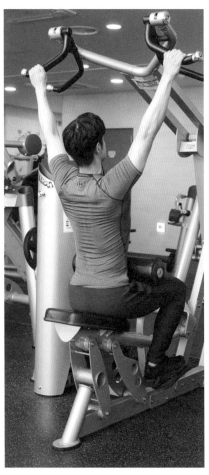

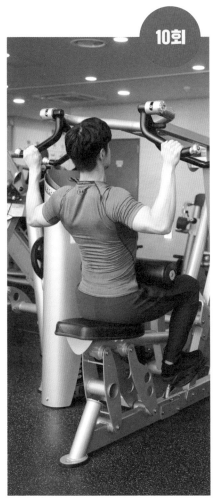

10회

1 랫풀다운 머신의 그립을 어깨너비보다 2배 넓게 잡는다. 가슴은 활짝 펴고 날개뼈는 내린다.

2 그립을 잡은 손이 귀 높이에 올 때까지 내리면서 숨을 짧게 내쉬고, 들이마시면서 시작 자세로 돌아온다.

가슴을 열고 양손으로 그립을 넓게 잡아 끌어 내리는 동작으로, 광배근 바깥쪽 중 뒤쪽을 자극하여 등을 옆으로 넓히는 데 효과적이다.

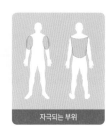

자극되는 부위

 동작 바로잡기

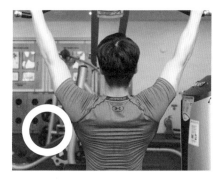
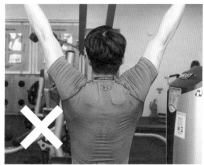

그립을 올릴 때 너무 많이 올리면 날개뼈까지 위로 들려서 광배근에 제대로 자극 이 가지 않으므로 등 근육의 긴장을 유지하면서 그립을 올린다.

덤벨 숄더프레스

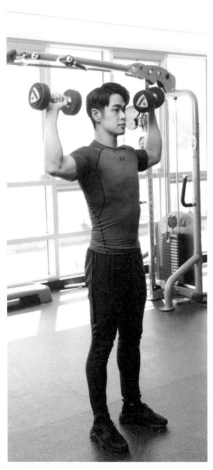

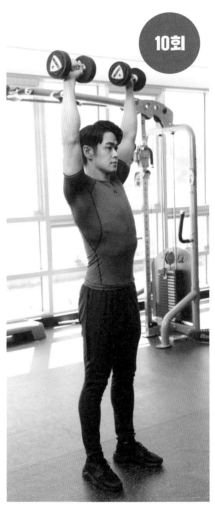

10회

1 허리는 곧게 펴고 선다. 양손에 덤벨을 들고 귀 높이까지 올린다.

2 팔꿈치가 완전히 펴질 때까지 덤벨을 들어 올린 후 숨을 짧게 내쉬고, 들이마시면서 시작 자세로 돌아온다.

덤벨을 머리 위로 들어 올리는 동작으로, 어깨 측면을 중심으로 어깨 근육을 전반적으로 키우는 데 효과적이다.

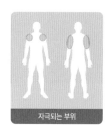

동작 바로잡기

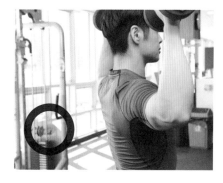 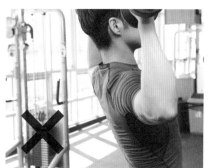

가슴을 너무 뒤로 젖히면 허리 부상의 위험이 있으므로, 허리를 곧게 펴고 바르게 선 자세를 유지한다.

덤벨 래터럴레이즈

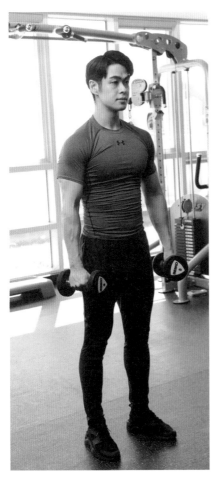

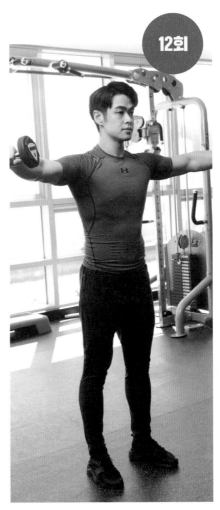

12회

1 양발은 어깨너비로 벌리고 선다. 양손에 덤벨을 들고 몸 옆으로 자연스럽게 내린다.

2 덤벨을 양옆으로 멀리 던지는 느낌으로 양팔을 어깨 높이까지 들어 올리면서 숨을 짧게 내쉬고, 들이마시면서 시작 자세로 돌아온다.

팔을 쭉 뻗어서 덤벨을 양옆으로 들어 올리는 동작으로, 어깨 측면의 근육을 키우는 데 효과적이다.

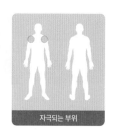
자극되는 부위

 동작 바로잡기

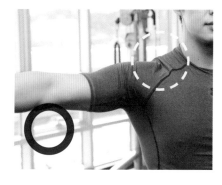

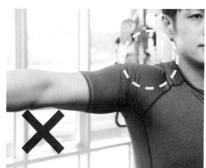

덤벨을 들어 올릴 때 어깨가 위로 올라가면 승모근이 자극되므로 어깨가 올라가지 않도록 주의한다.

덤벨 프론트레이즈

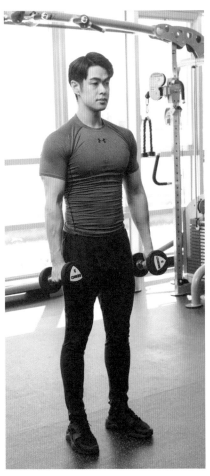

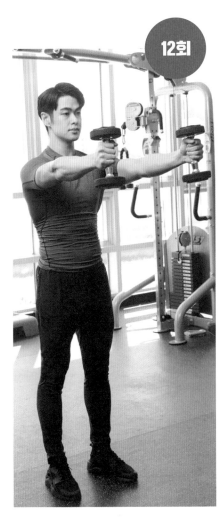

12회

1 양발은 어깨너비로 벌리고 선다. 양손에 덤벨을 들고 몸 옆으로 자연스럽게 내린다.

2 덤벨을 앞으로 멀리 던지는 느낌으로 양팔을 어깨 높이까지 들어 올리면서 숨을 짧게 내쉬고, 들이마시면서 시작 자세로 돌아온다.

덤벨을 든 양손을 앞으로 들어 올리는 동작으로, 어깨 전면 근육을 키워준다.

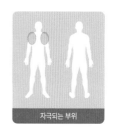

동작 바로잡기

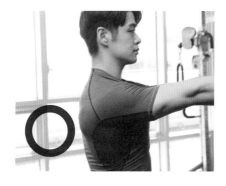 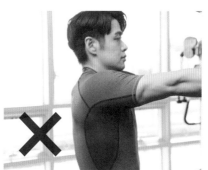

덤벨을 들어 올릴 때 어깨가 위로 올라가면 승모근이 자극되므로 어깨가 올라가지 않도록 주의한다.

덤벨 벤트오버레이즈

12회

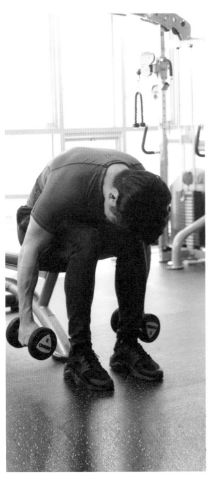

1 앉은 상태에서 허리를 숙인 채 양손에 덤벨을 들고 다리 옆으로 편하게 내린다.

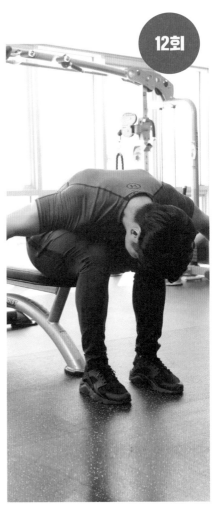

2 덤벨을 양옆으로 멀리 던지는 느낌으로 양팔을 들어 올리면서 숨을 짧게 내쉬고, 들이마시면서 시작 자세로 돌아온다.

앉아서 상체를 아래로 숙인 채 덤벨을 든 양손을 양옆으로 들어 올리는 동작으로, 어깨 뒷면 근육을 키우기에 효과적이다.

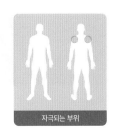
자극되는 부위

 동작 바로잡기

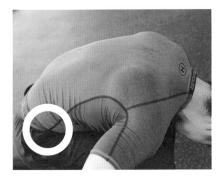

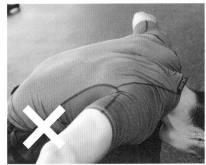

덤벨을 들어 올릴 때 날개뼈가 모이면 어깨 뒷면이 아닌 등 근육만 사용되고, 어깨 근육은 수축된다. 되도록 팔을 멀리 뻗으면서 들어 올려 날개뼈가 모이지 않도록 한다.

바벨 프론트레이즈

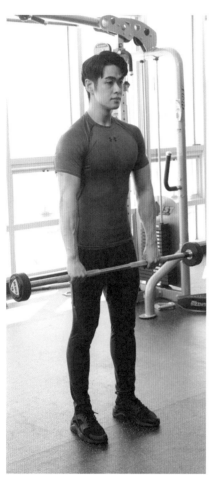

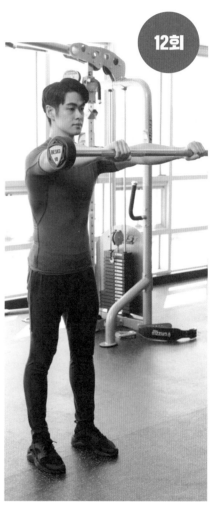

12회

1 양손은 어깨너비보다 약간 넓혀 벌려 바벨을 들고, 양발은 어깨너비로 벌리고 선다.

tip 이때 그립이 허벅지에 닿지 않도록 한다.

2 양팔을 어깨 높이까지 들어 올리면서 숨을 짧게 내쉬고, 들이마시면서 시작 자세로 돌아온다.

선 자세에서 양팔을 앞으로 뻗어 바벨을 들어 올리는 동작으로, 어깨 전면 근육을 키우는 데 효과적이다.

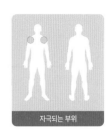

자극되는 부위

동작 바로잡기

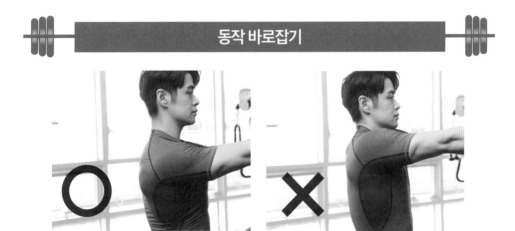

바벨을 들어 올릴 때 어깨가 위로 올라가면 승모근이 자극되므로 어깨가 올라가지 않도록 주의한다.

탄탄한 가슴을 만드는 20분

수트핏의 기본은 셔츠핏이다. 셔츠가 잘 어울리는 몸의 첫 번째 요소는 탄탄하고 넓은 가슴이다. 특히 가슴 근육은 셔츠를 입어도 가려지지 않고 그 모양 그대로 핏이 되기 때문에 섹시한 수트핏을 꿈꾼다면 가슴 근육을 키워보자.

가슴 근육은 부위가 넓기 때문에 한 가지 운동만으로 발달시키기에는 한계가 있다. 가슴 근육인 대흉근은 상부인 쇄골지, 중부인 흉골지, 하부인 늑골지로 나뉘어서, 운동을 할 때도 각 부위별로 발달시켜야 한다. 덤벨이나 기구를 밑에서 위로 올리는 동작은 가슴 근육 중 중부를 발달시키고, 비스듬한 각도에서 들어 올리는 동작은 가슴 근육 중 상부를 자극한다. 이처럼 가슴 근육의 상부, 중부, 하부를 모두 강화시켜주는 20분 프로그램을 만나보자.

진행 방법

5가지 동작을 순서대로 진행하면서 동작 사이에 30초씩 휴식한다. 모든 동작이 끝난 뒤에는 1분 휴식하고, 다시 처음으로 돌아가 총 3회 실시한다.

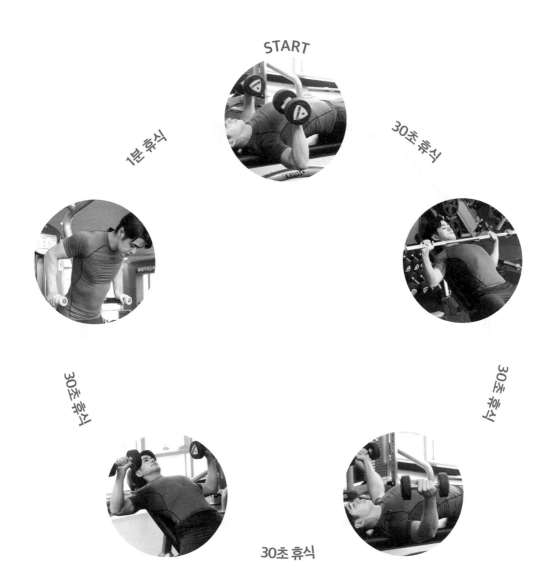

기구 / 플랫 덤벨프레스

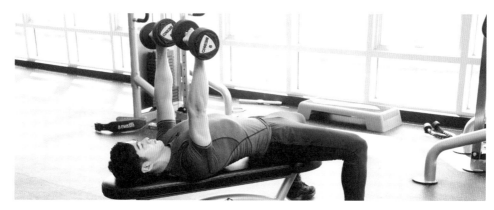

1 벤치에 누워 양손에 덤벨을 잡고 앞으로 뻗는다.

tip 덤벨을 든 양손이 가슴과 수직이 되도록 일직선으로 뻗는다.

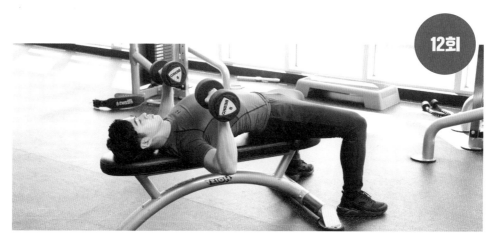

12회

2 숨을 들이마시면서 팔을 굽혀 덤벨을 가슴 높이까지 내리고, 시작 자세로 돌아온 후 숨을 내쉰다.

누워서 하는 동작으로 가슴 가운데 근육을 중심으로 전체를 키우기에 제격이다. 바벨 대신 덤벨을 사용함으로써 가동 범위를 넓혀 자극에 더 집중할 수 있다.

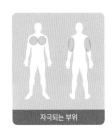

자극되는 부위

 동작 바로잡기

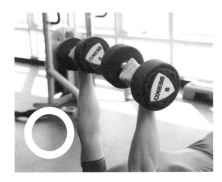

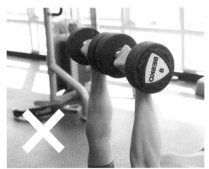

덤벨을 들어 올렸을 때 덤벨끼리 부딪힐 정도로 모으면 오히려 가슴 근육에 가해지던 자극이 풀어진다. 덤벨은 적당한 간격을 두고 들어 올리자.

인클라인 바벨프레스

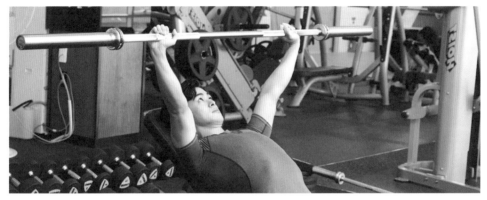

1 바벨을 어깨너비보다 약간 넓게 잡고, 바벨이 지면과 수평을 이루도록 양팔을 완전히 펴서 높이 든다.

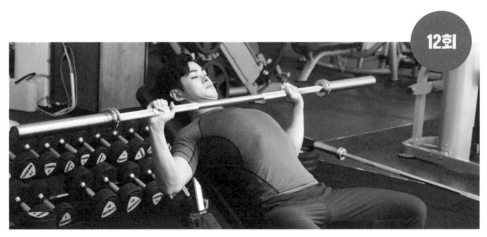

12회

2 숨을 들이마시면서 팔을 굽혀 바벨을 가슴 높이까지 내리고, 시작 자세로 돌아온 후 숨을 내쉰다.

비스듬히 누워 바벨을 들어 올리는 동작으로, 가슴 위쪽 근육을 강화시키기에 효과적이다.

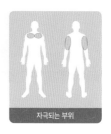

자극되는 부위

 동작 바로잡기

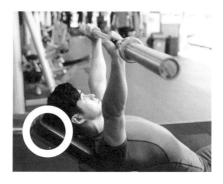

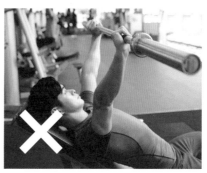

바벨을 들어 올리는 방향은 가슴 앞쪽이 아닌 위쪽으로 들어 올려야 한다.

덤벨플라이

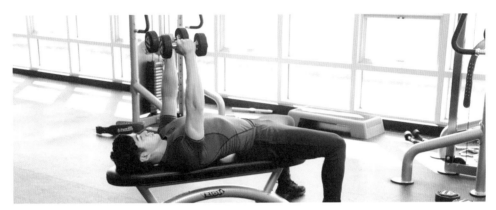

1 벤치에 누워 양쪽 손바닥이 마주 보도록 양손에 덤벨을 잡고 앞으로 뻗는다.

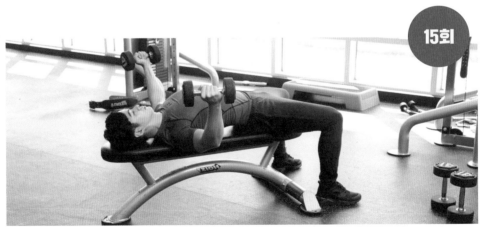

15회

2 숨을 들이마시면서 팔을 굽혀 덤벨을 가슴 높이까지 내리고, 시작 자세로 돌아온 후 숨을 내쉰다.

'플랫 덤벨프레스'보다 팔을 더 크게 움직이는 동작으로, 가슴 안쪽 근육 발달에 효과적이다. 플랫 덤벨프레스보다 가벼운 중량으로 실시한다.

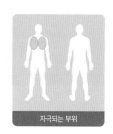

자극되는 부위

동작 바로잡기

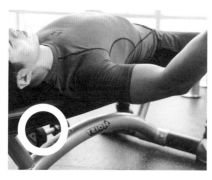
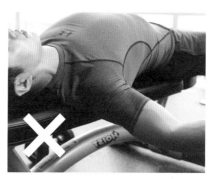

팔꿈치가 상체보다 더 뒤로 넘어가면 어깨 부상의 위험이 있으므로, 팔꿈치는 상체 높이까지만 내린다.

인클라인 덤벨프레스

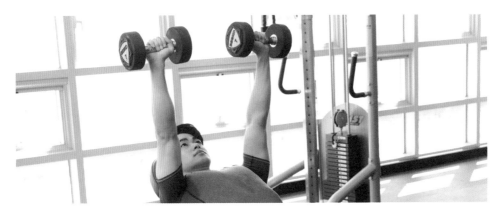

1 양손은 어깨너비보다 약간 넓게 벌려 덤벨을 잡고, 양팔을 완전히 펴서 높이 든다.

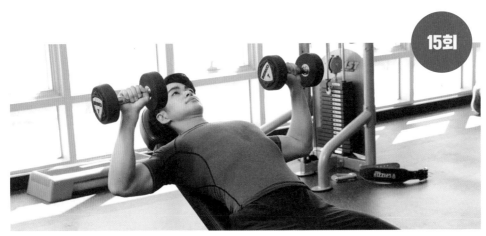

15회

2 숨을 들이마시면서 팔꿈치 각도가 90도가 될 때까지 팔을 굽혀 덤벨을 내리고, 시작 자세로 돌아온 후 숨을 내쉰다.

'인클라인 바벨프레스'와 같은 동작으로, 바벨 대신 덤벨을 사용하여 가동 범위를 넓힘으로써 가슴 위쪽 근육에 더 큰 자극을 줄 수 있다.

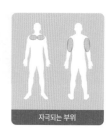

 동작 바로잡기

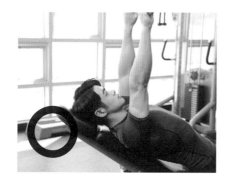
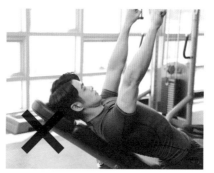

덤벨을 들어 올릴 때는 가슴 앞쪽이 아닌 위쪽인 수직으로 들어 올린다.

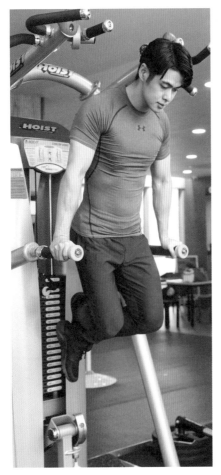

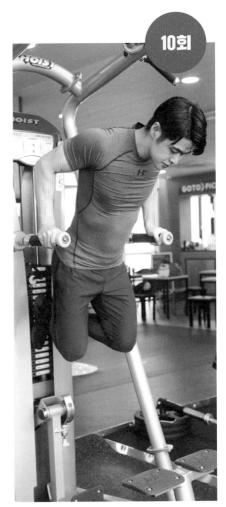

1 양손으로 양쪽 바를 잡고 지지하면서 몸을 들어 올린다. 상체는 약간 앞으로 숙인다.

2 숨을 들이마시면서 팔꿈치 각도가 90도가 될 때까지 몸을 아래로 내리고, 시작 자세로 돌아온 후 숨을 내쉰다.

tip 상체가 앞으로 많이 숙여지지 않도록 주의한다.

양팔의 힘으로 전신을 공중으로 들어 올리는 동작으로, 가슴 아래쪽 근육과 삼두근을 집중적으로 키워준다.

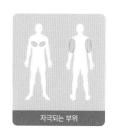

자극되는 부위

 동작 바로잡기

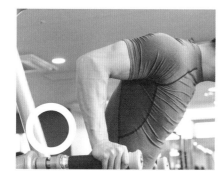

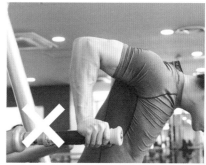

몸을 너무 많이 내리면 어깨 전면 근육이 과도하게 늘어나면서 어깨 부상을 입기 쉽다. 특히 어깨 통증이 있다면 조금만 내려가기를 추천한다.

역삼각형 등을 만드는 20분

운동을 막 시작한 사람들이 흔히 하는 실수가 있다. 거울 앞에 섰을 때 보이는 정면 근육인 가슴 근육과 복근은 엄청 신경 쓰면서, 뒤쪽은 나 몰라라 하는 것이다. 하지만 앞 근육만큼 중요한 게 뒤 근육이다. 특히 등 근육은 뒤에서만 보이는 근육이 아니고, 정면 이미지에도 큰 영향을 미친다. 앞서 어깨 운동에서 말했던 것처럼 넓은 어깨를 만들기 위해 가장 중요한 것이 바로 등 근육인 것처럼 몸을 전체적으로 조화롭게 키우고 싶다면 등 운동을 반드시 해야 한다. 특히 광배근 바깥쪽 근육은 섹시한 등은 물론이고, 넓은 어깨를 가지고 싶다면 꼭 키워야 하는 부위다.

이번 프로그램은 완벽한 뒤태를 만들어주는 동작들을 모았다. 넓고 매끈한 역삼각형 등 만들기에 탁월한 동작들로 광배근의 양옆, 앞뒤를 동시에 발달시켜보자.

4가지 동작을 순서대로 진행하면서 동작 사이에 30초씩 휴식한다. 모든 동작이 끝난 뒤에는 1분 휴식하고, 다시 처음으로 돌아가 총 4회 실시한다.

START

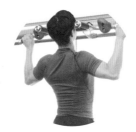

1분 휴식

30초 휴식

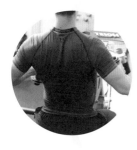

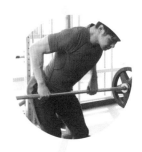

30초 휴식

30초 휴식

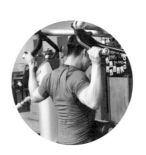

10회

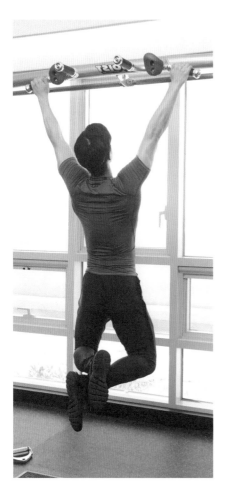

1 어깨너비 2배 정도로 넓게 바를 잡고, 가슴은 활짝 편다.

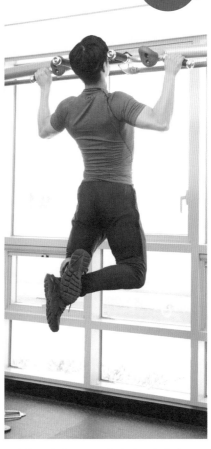

2 귀가 손 높이에 올 때까지 몸을 끌어 올리면서 숨을 짧게 내쉬고, 들이마시면서 시작 자세로 돌아온다.

매달릴 곳만 있다면 할 수 있는 간단한 운동이지만, 광배근 바깥쪽을 중심으로 등 전체를 키울 수 있는 최고의 운동이다.

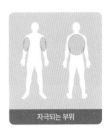

자극되는 부위

동작 바로잡기

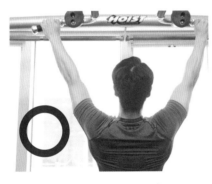

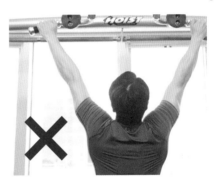

팔을 펴서 시작 자세로 돌아올 때 날개뼈와 등 근육에 힘을 빼면 어깨 부상 위험이 있다. 동작 시작부터 끝까지 긴장한 상태를 유지하며 실시한다.

// **바벨 로우**

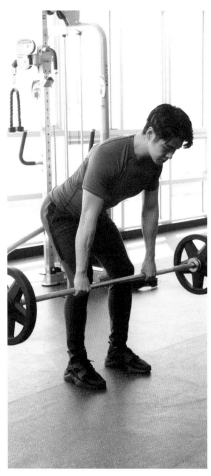

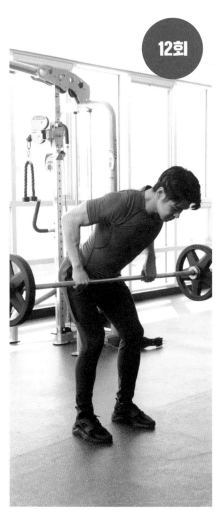

12회

1 양발은 어깨너비로 벌리고 선다. 바벨을 어깨너비보다 조금 넓게 잡고, 상체는 살짝 숙인다.

tip 양쪽 무릎은 살짝 굽힌 상태가 좋다.

2 상체는 고정한 상태에서 바벨을 배꼽 앞까지 들어 올리면서 숨을 짧게 내쉬고, 들이마시면서 시작 자세로 돌아온다.

선 자세에서 앞으로 숙인 상체의 각도를 유지한 채 양팔의 힘으로 바벨을 들어 올리는 동작이다. 상체를 앞뒤로 두껍게 만드는 데 효과적이다.

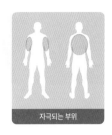

 동작 바로잡기

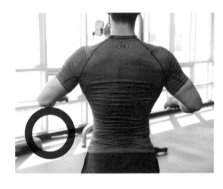

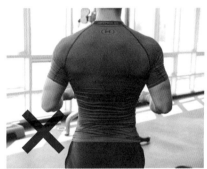

바벨을 들어 올릴 때는 날개뼈가 가운데로 모이는 느낌이 들도록 팔꿈치와 몸통의 각도를 45도 정도로 유지한다.

비하인드 랫풀다운

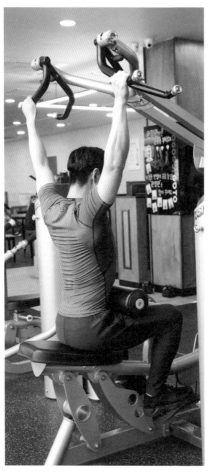

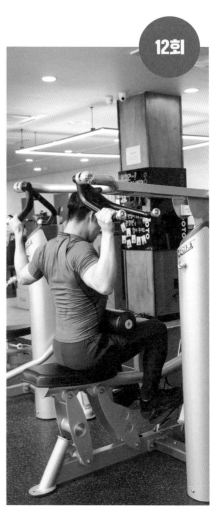

12회

1 랫풀다운 머신의 그립을 어깨 너비 2배 정도로 넓게 잡는다. 가슴은 활짝 펴고 날개뼈는 내린다.

2 그립을 잡은 손이 귀 높이에 올 때까지 내리면서 숨을 짧게 내쉬고, 들이마시면서 시작 자세로 돌아온다.

앉은 자세에서 상체 근육을 이용해 랫풀다운 머신의 그립을 잡아 당기는 동작으로, 광배근 바깥쪽 중 앞쪽을 자극하여 등을 옆으로 넓히는 데 탁월하다.

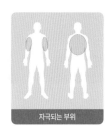

자극되는 부위

 동작 바로잡기

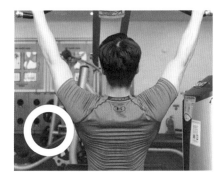 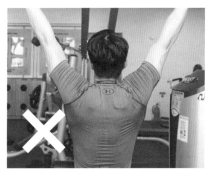

팔을 펴서 시작 자세로 돌아올 때 너무 많이 올리면 날개뼈까지 위로 들려서 광배근에 제대로 자극이 가지 않으므로 등 근육의 긴장을 유지하면서 그립을 올린다.

12회

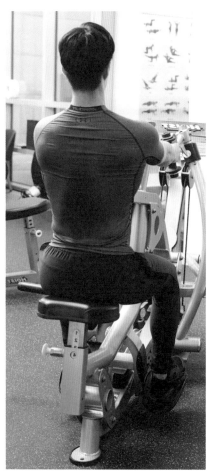

1 허리를 곧게 펴고 앉아서 그립을 잡는다.

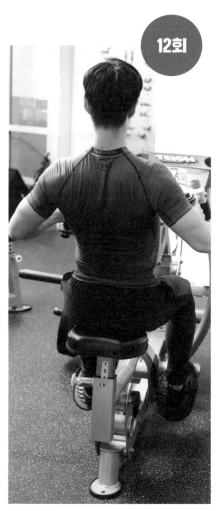

2 그립을 몸통 쪽으로 당기면서 숨을 짧게 내쉬고, 들이마시면서 시작 자세로 돌아온다.

앉아서 중량을 잡아당기는 동작으로, 등을 앞뒤로 두껍게 만드는 데 탁월하다. '바벨 로우'보다 상대적으로 허리에 부담이 적은 운동이다.

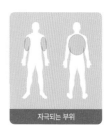

자극되는 부위

 동작 바로잡기

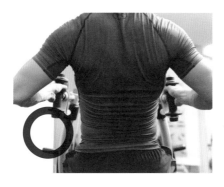 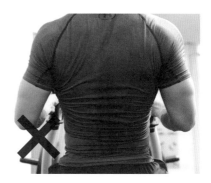

그립을 당길 때는 팔꿈치를 들어 날개뼈가 가운데로 모이는 느낌이 들도록 한다.

강한 하체를 만드는 20분

하체 근육은 우리 몸에서 가장 큰 근육들로 이루어져 있다. 그래서 다른 부위보다 하체 운동을 할 때 많은 에너지를 쓰고, 기초대사량을 올리고 싶을 때는 신경 써서 운동해야 하는 부위다. 또한 '남자는 하체'라는 말이 있듯이, 상체 근육이 아무리 짱짱해도 하체가 약하면 부실해 보인다는 인상을 지우기가 어렵다.

이번 프로그램은 하체 근육을 골고루 발달시키면서, 특히 허벅지 근육을 키우는 데 초점을 맞춘다. 허벅지 앞뒤 근육을 강화시키고, 무릎, 발목 관절의 힘까지 길러보자. 하체 운동의 기본인 스쿼트와 런지는 하체 강화는 물론이고, 허리와 코어까지 사용하는 전신 운동이니 올바른 자세를 유지하면서 제대로 따라 해보자.

진행 방법

5가지 동작을 순서대로 진행하면서 동작 사이에 30초씩 휴식한다. 모든 동작이 끝난 뒤에는 1분 휴식하고, 다시 처음으로 돌아가 총 3회 실시한다.

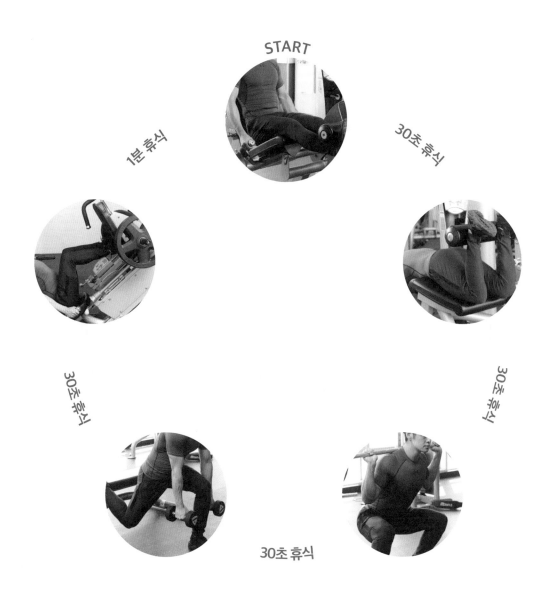

START

30초 휴식

30초 휴식

30초 휴식

30초 휴식

1분 휴식

레그 익스텐션

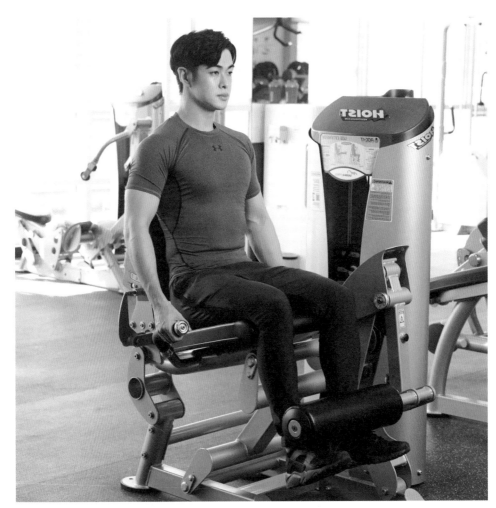

1 양발은 어깨너비로 벌리고 롤패드에 발목을 끼우고 앉는다. 양손은 양쪽에 있는 봉을 잡는다.

의자에 앉아서 롤패드에 양발을 끼운 채 다리를 앞으로 차올리는 동작으로, 허벅지 앞쪽 근육을 키워준다.

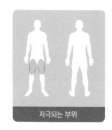

자극되는 부위

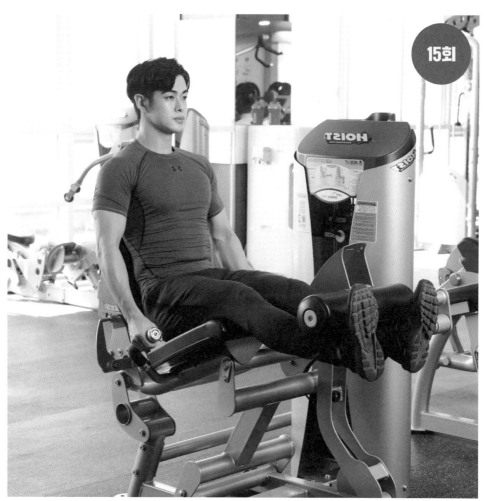

15회

2 양발을 위로 차올리는 느낌으로 무릎을 펴면서 숨을 짧게 내쉬고, 들이마시면서 시작 자세로 돌아온다.

tip 발끝이나 발목이 아니라 허벅지 힘으로 차올려야 한다.

기구 // 레그 익스텐션

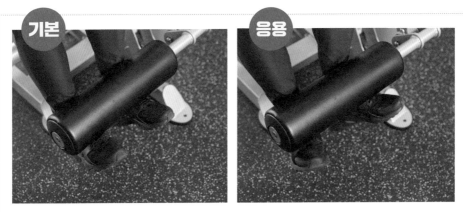

기본

응용

plus + 발끝을 정면이 아니라 약간 바깥쪽으로 돌리면 허벅지 안쪽 근육을 좀 더 자극할 수 있다.

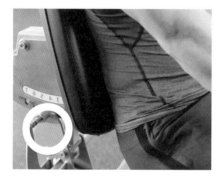

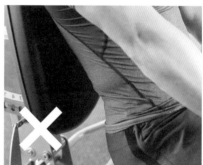

동작을 할 때 허리가 의자에서 떨어지면 허리 근육에 부담이 가해지므로, 허리는
의자 등받이에 완전히 밀착한다.

라잉 레그 컬

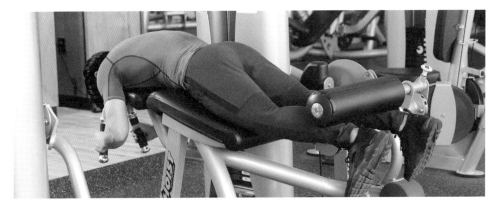

1 엎드린 자세에서 양발을 어깨너비로 벌린다. 발목 뒤쪽을 롤패드에 건다.

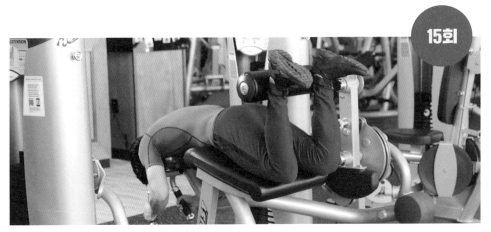

15회

2 무릎을 최대한 굽히면서 숨을 짧게 내쉬고, 들이마시면서 시작 자세로 돌아온다.
tip 무릎을 굽힐 때 골반이 뜨지 않도록 주의한다.

엎드린 자세에서 롤패드에 발목 뒤쪽을 걸어 무릎을 접으며 중량을 들어 올리는
동작으로, 허벅지 뒤쪽 근육을 키워준다.

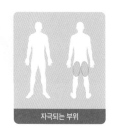

자극되는 부위

 동작 바로잡기

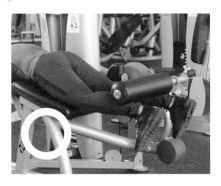
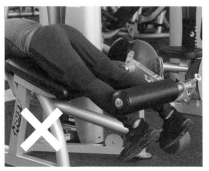

무릎을 펼 때 일직선으로 쭉 펴면 무릎 부상 위험이 있으므로 완전히 펴지 않고
살짝 굽힌다.

바벨 스쿼트

12회

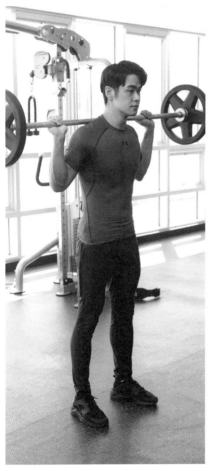

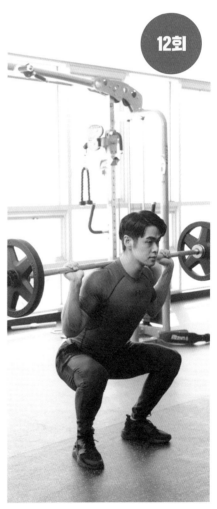

1 바벨을 어깨너비보다 넓게 잡고, 들어 올려서 머리 뒤 승모근에 대고 선다. 양발은 어깨너비로 벌린다.

2 숨을 들이마시며 무릎을 90도로 굽히면서 앉고, 시작 자세로 돌아온 후 숨을 내쉰다.

바벨을 들고 스쿼트를 하는 동작으로, 허벅지 앞뒤 근육 발달은 물론이고 엉덩이 근육까지 강화시키는 대표적인 하체 운동이다.

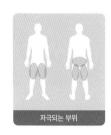

자극되는 부위

 동작 바로잡기

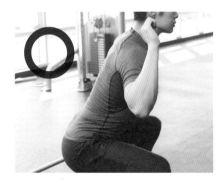

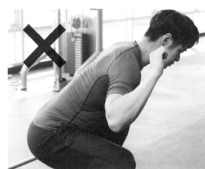

무릎을 굽힐 때 상체를 너무 숙이면 무게가 허리에 실리면서 허리 부상 위험이 커진다. 상체를 45도보다 더 숙이지 않도록 주의한다.

덤벨 런지

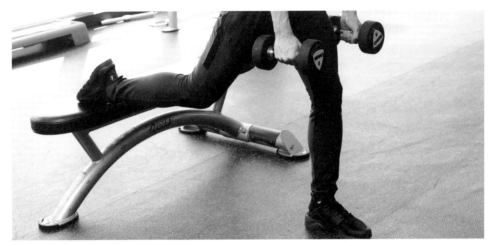

1 양손에 덤벨을 들고 선다. 양발은 어깨너비로 벌리고, 오른발을 뒤쪽 의자 위에 올린다.

각
15회씩

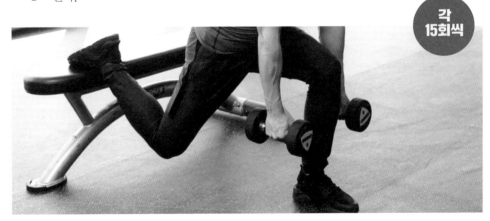

2 숨을 들이마시면서 왼쪽 무릎을 90도로 굽히면서 앉고, 시작 자세로 돌아온 후 숨을 내쉰다. 반대쪽도 동일하게 실시한다.

양손에 덤벨을 들고 무릎을 굽혔다가 펴는 동작으로, 스쿼트와 함께 가장 기본적인 하체 운동이다. 다리 전체와 엉덩이 근육 발달에 효과적이다.

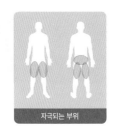

자극되는 부위

동작 바로잡기

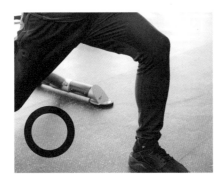

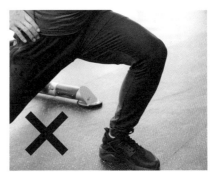

땅을 디디고 있는 앞쪽 다리를 굽힐 때는 무릎이 발끝을 넘어가지 않도록 한다.

레그프레스

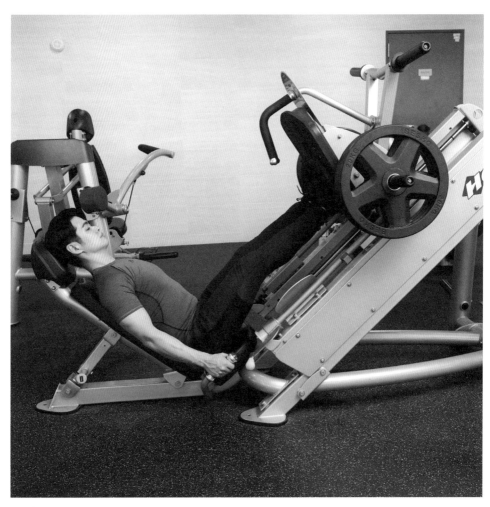

1 양발은 어깨너비보다 약간 넓게 벌려 발판에 댄다.

누운 자세에서 중량을 채운 레그프레스의 발판을 양쪽 다리로 밀어 올리는 동작으로, 허벅지 앞뒤뿐 아니라 엉덩이 근육까지 모두 자극한다.

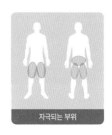

자극되는 부위

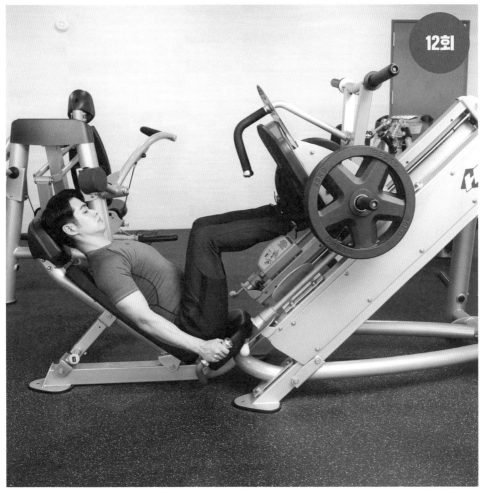

12회

2 숨을 들이마시면서 무릎을 굽혀 발판을 천천히 내리고, 시작 자세로 돌아온 후 숨을 내쉰다.

tip 무릎을 굽힐 때 상체가 움직이지 않도록 유의한다.

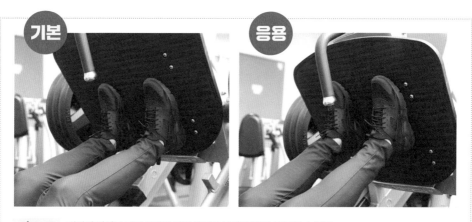

기본   응용

plus +   양발의 위치를 발판 중앙에 두면 허벅지 뒤쪽을 좀 더 자극할 수 있다.

동작 바로잡기

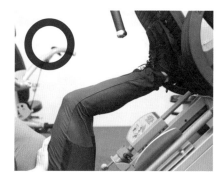 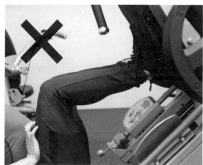

무릎을 너무 많이 굽히면 허리가 뜨면서 부상 위험이 있으므로, 무릎은 90도보다 덜 굽혀질 정도까지만 굽힌다.

완벽한 전신을 만드는 20분

겉으로 선명하게 드러나는 큰 근육부터 근육 사이사이에 숨어 있는 속근육과 잔근육까지, 우리 몸은 수많은 근육으로 이루어져 있다. 동작의 각도나 방향을 조금만 바꿔도 자극을 받는 부위가 달라져서 몸 구석구석의 근육을 발달시키려면 섬세한 부위별 운동은 필수다.

하지만 당장 해변으로 여행을 떠나야 한다면? 줄줄이 이어지는 업무와 약속에 당분간 운동할 시간이 없다면? 그런 상황에 처한 여러분을 위해서 준비한 프로그램, 단번에 전신 근육을 만들 수 있는 20분 프로그램이다. 팔, 어깨, 가슴, 등은 물론 하체까지 빼놓지 않고 전신의 근육을 모두 자극하는 동작들을 모았다. 하루 20분만 투자하면, 온몸이 달라진 걸 확인할 수 있을 것이다.

4가지 동작을 순서대로 진행하면서 동작 사이에 30초씩 휴식한다. 모든 동작이 끝난 뒤에는 1분 휴식하고, 다시 처음으로 돌아가 총 4회 실시한다.

START

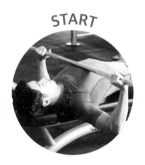

30초 휴식

1분 휴식

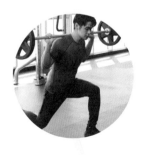

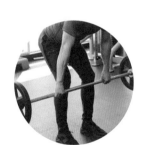

30초 휴식

30초 휴식

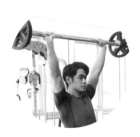

플랫 벤치프레스

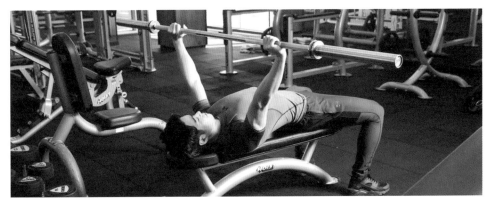

1 벤치에 누워 양손을 어깨너비보다 약간 넓게 벌려 바벨을 잡는다.

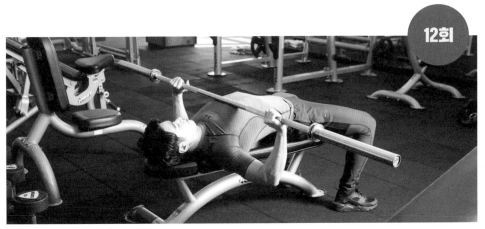

12회

2 숨을 들이마시면서 팔을 굽혀 바벨을 가슴에 닿을 때까지 내리고, 시작 자세로 돌아 온 후 숨을 내쉰다.

벤치에 누워 바벨을 들어 올리는 기본적인 가슴 운동으로, 가슴 가운데 근육을 중심으로 가슴 근육 전체를 키워준다.

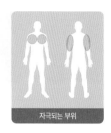

자극되는 부위

 동작 바로잡기

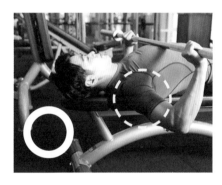

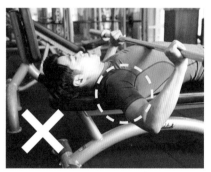

바벨을 내릴 때 위팔과 몸통의 각도가 60도 이상으로 벌어지면 어깨에 과도한 무게가 실려 어깨 부상이 발생할 수 있으므로 주의한다.

기구 // 데드 리프트

12회

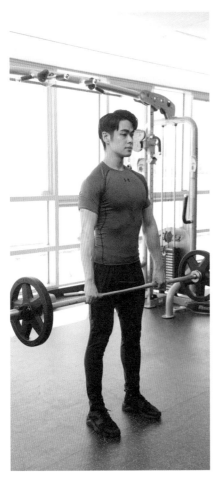

1 양손은 어깨너비보다 약간 넓혀 벌려 바벨을 들고, 양발은 어깨너비로 벌리고 선다.

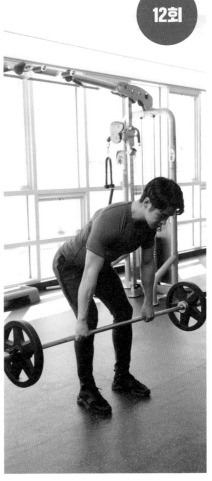

2 허리를 곧게 편 상태에서 숨을 들이마시면서 무릎을 굽히며 바벨을 수직으로 내리고, 시작 자세로 돌아온 후 숨을 내쉰다.

곧게 서서 바벨을 들어 올리는 동작으로, 등과 엉덩이, 허벅지 뒤, 종아리까지 몸 뒤쪽에 있는 모든 근육을 발달시켜준다.

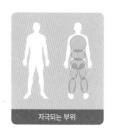

자극되는 부위

 동작 바로잡기

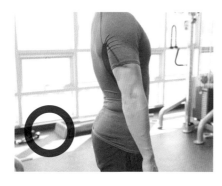 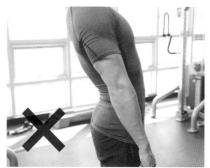

바벨을 들어 올릴 때 허리를 뒤로 많이 젖히면 무게가 허리에 실려 부상 위험이 있다. 허리를 곧게 편 자세를 유지한다.

오버헤드프레스

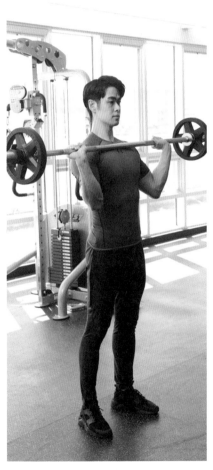

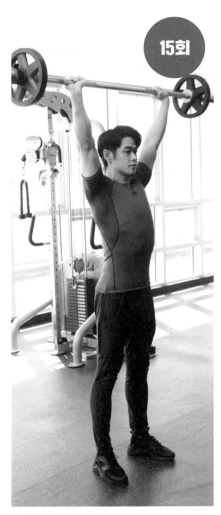

15회

1 양발은 어깨너비로 벌리고, 양 손은 어깨너비보다 약간 넓게 벌려 바벨을 들고 가슴 위에 올린다.

2 바벨을 수직으로 들어 올리면 서 숨을 짧게 내쉬고, 들이마 시면서 시작 자세로 돌아온다.

바벨을 머리 위로 들어 올리는 동작으로, 복부와 코어, 어깨 근육을 전체적으로 키워준다. 특히 어깨의 측면 근육을 발달시켜 어깨를 넓히는 데 효과적이다.

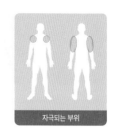

자극되는 부위

동작 바로잡기

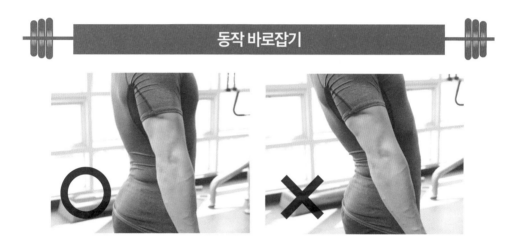

바벨을 들어 올릴 때 허리가 젖히지 않도록 곧게 편 상태를 유지한다.

비벨 런지

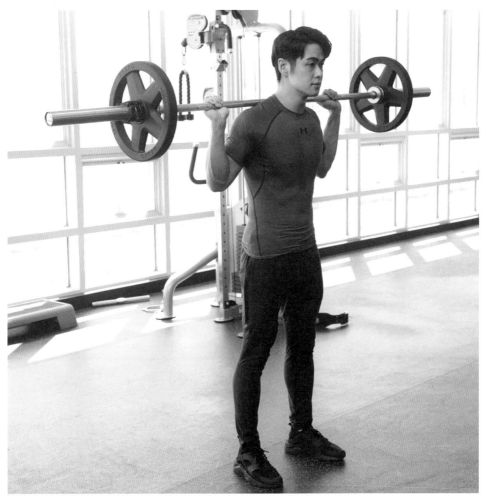

1 바벨을 어깨너비보다 넓게 잡고, 들어 올려서 머리 뒤 승모근에 대고 선다. 양발은 어깨너비로 벌린다.

바벨을 어깨 위에 걸친 채로 런지를 하는 동작으로, 하체는 물론이고 복부와 코어,
엉덩이 근육까지 발달시키는 데 효과적이다.

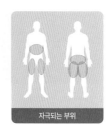

자극되는 부위

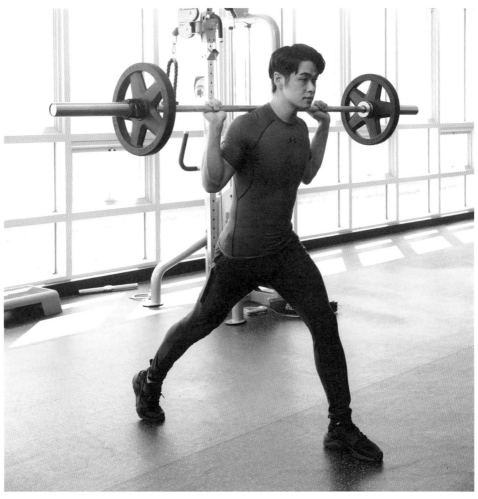

2 오른발을 70~100cm 정도 뒤로 디딘다.

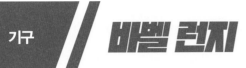

기구 / 바벨 런지

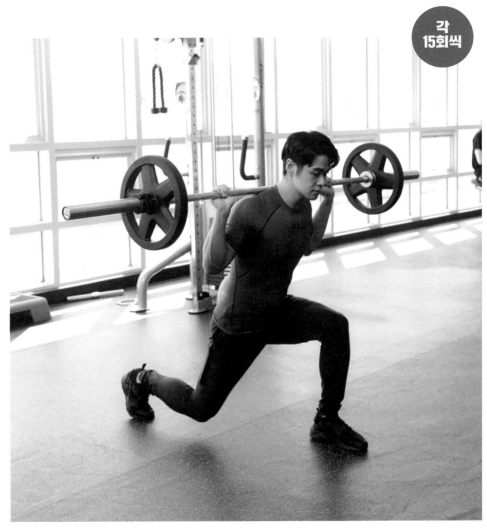

각 15회씩

3 숨을 들이마시면서 왼쪽 무릎을 90도로 굽히면서 앉고, 시작 자세로 돌아온 후 숨을 내쉰다. 반대쪽도 동일하게 실시한다.

동작 바로잡기

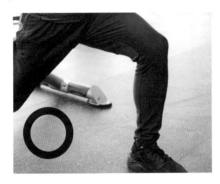

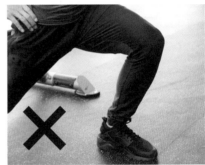

앞쪽 다리의 무릎이 발끝을 넘어가지 않을 정도로만 무릎을 굽힌다.

FINISH
마사지

셀프PT를 하느라 안 아픈 곳이 없는 지금, 폼롤러 하나면 온몸의 피로를 풀 수 있다. 근육도 많이 쓰면 스트레스를 받고 피로해지는데, 그 스트레스와 피로를 쉽고 효과적으로 풀어주는 게 바로 폼롤러다. 또한 폼롤러로 마사지를 하면 신체의 순환 기능도 좋아져서 대사가 원활해지고, 노폐물 배출까지 잘 되어 손상된 조직이 좀 더 빠르게 회복한다. 이번 장에서는 근육 이완과 스트레칭에 효과적인 마사지들을 조합해 프로그램을 구성했다. 셀프PT로 키워지고 있는 근육을 예쁘게 다듬고, 근육통도 풀어주고, 더불어 각종 피로감도 해소해주는 1석 3조 마사지 겸 스트레칭이다. 폼롤러 전신 셀프 마사지를 통해 몸에 쌓인 피로를 깨끗하게 날려보자.

진행 방법

11가지 동작을 휴식 시간 없이 순서대로 연속 진행한다. 총 3회 실시한다.

우리 몸의 주요 근육

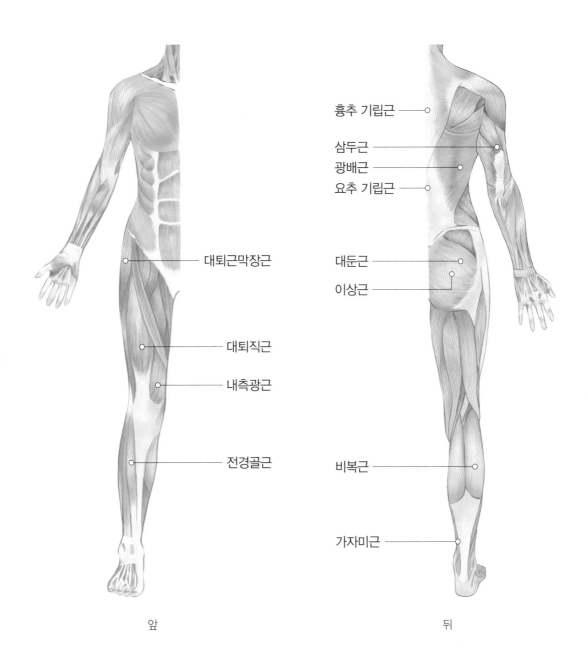

흉추 기립근

삼두근
광배근
요추 기립근

대둔근
이상근

비복근

가자미근

대퇴근막장근

대퇴직근

내측광근

전경골근

앞   뒤

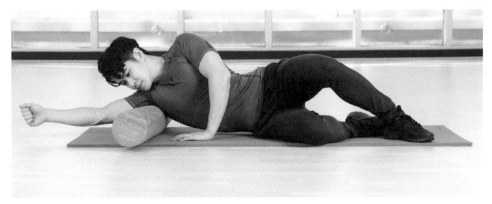

1 겨드랑이 밑에 폼롤러를 가로로 두고 옆으로 눕는다. 팔은 쭉 펴서 머리 위로 뻗는다.

각
10회씩

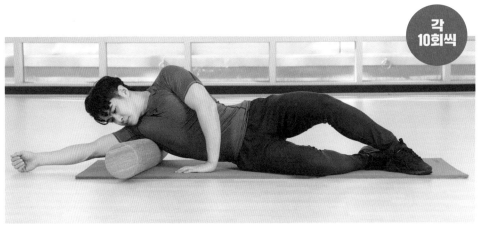

2 몸을 위아래로 움직이며 폼롤러를 굴려 마사지한다. 반대쪽도 동일하게 실시한다.

삼두근

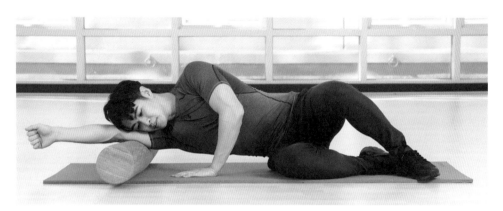

1 팔을 들어 위팔 밑에 폼롤러를 가로로 두고 옆으로 눕는다. 팔은 쭉 펴서 머리 위로 뻗는다.

각
10회씩

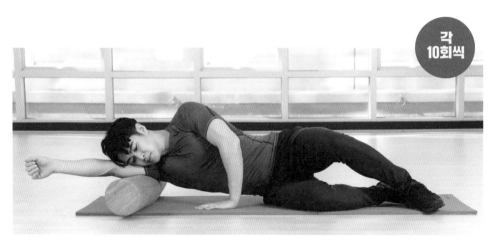

2 몸을 위아래로 움직이며 폼롤러를 굴려 마사지한다. 반대쪽도 동일하게 실시한다.

흉추 기립근

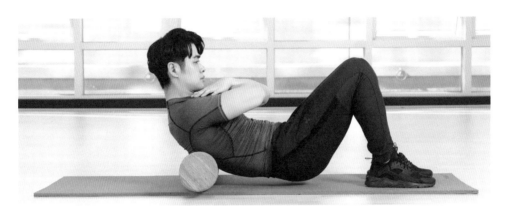

1 양손은 교차하여 어깨 위에 얹고, 등 가운데에 폼롤러를 가로로 두고 눕는다.

10회

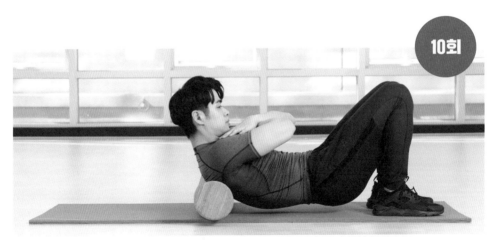

2 등을 둥글게 말고, 몸을 위아래로 움직이며 폼롤러를 굴려 마사지한다.

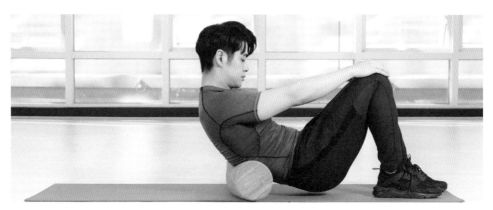

1 양손은 굽힌 무릎 위에 얹고, 허리 가운데에 폼롤러를 가로로 두고 눕는다.

10회

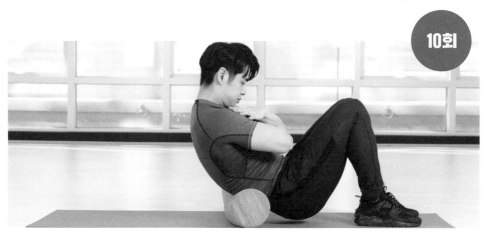

2 양손은 교차하여 어깨 위에 얹고 등을 둥글게 만다. 몸을 위아래로 움직이며 폼롤러를 굴려 마사지한다.

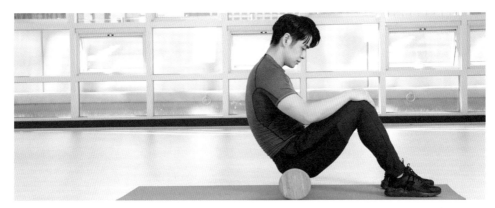

1 엉덩이 아래에 폼롤러를 가로로 놓고, 무릎을 굽혀 그 위에 앉는다.

각
10회씩

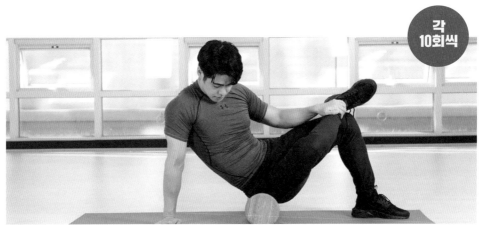

2 오른손은 뒤쪽 바닥을 짚고, 오른다리는 꼬아서 왼 무릎 위에 올린다. 오른쪽 엉덩이만 폼롤러에 닿도록 몸을 옆으로 살짝 기울여서 위아래로 움직이며 폼롤러를 굴려 마사지한다. 반대쪽도 동일하게 실시한다.

대둔근

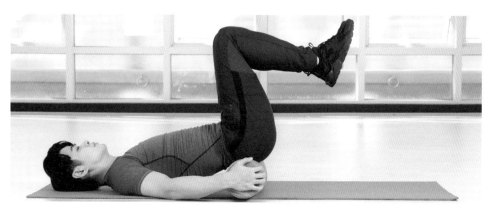

1 허리를 살짝 들어 폼롤러를 골반 아래에 두고 눕는다. 무릎을 90도로 굽힌 채 다리는 들어 올린다.

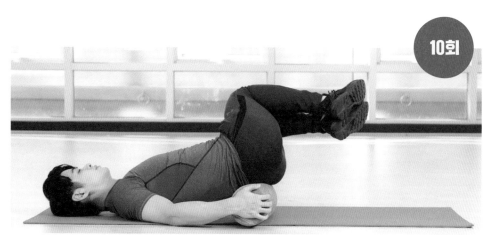

10회

2 양손으로 폼롤러 양끝을 잡아 움직이지 않도록 고정한 다음, 골반을 좌우로 비틀며 마사지한다.

대퇴직근

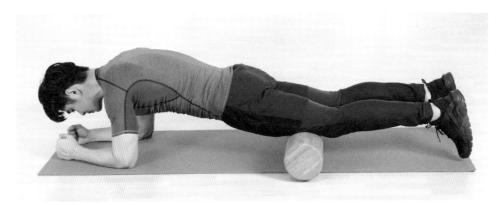

1 앞 허벅지, 무릎 바로 위에 폼롤러를 가로로 두고 엎드린다. 팔은 굽혀 팔꿈치로 상체를 지지하고, 양발은 어깨너비로 벌린다.

10회

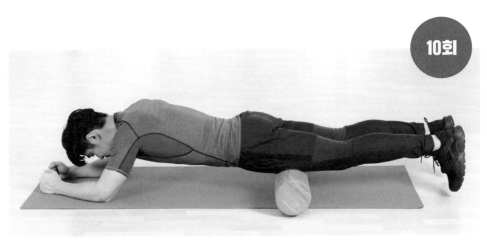

2 몸을 위아래로 움직이며 폼롤러를 굴려 마사지한다.
tip 이때 상체는 일직선을 유지한다.

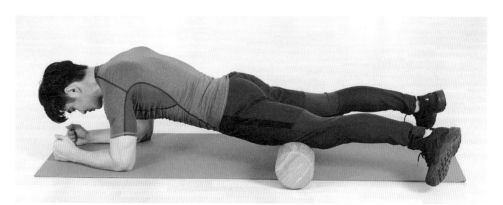

1 앞 허벅지, 무릎 바로 위에 폼롤러를 가로로 두고 엎드린다. 팔은 굽혀 팔꿈치로 상체를 지지하고, 양발은 어깨너비보다 약간 더 넓게 벌린다.

tip 발끝이 바깥을 향하도록 해서 허벅지 안쪽이 폼롤러에 닿게 한다.

10회

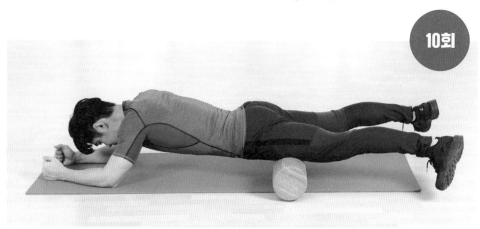

2 몸을 위아래로 움직이며 폼롤러를 굴려 마사지한다.

대퇴근막장근

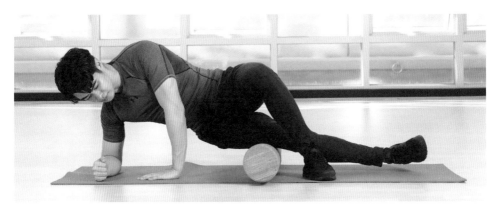

1 오른쪽 허벅지 밑에 폼롤러를 가로로 두고 옆으로 눕는다. 오른팔은 굽혀 바닥을 딛고, 왼팔은 앞쪽 바닥을 짚어서 상체를 지지한다. 왼다리는 굽혀서 오른쪽 무릎 앞쪽 바닥에 댄다.

각 10회씩

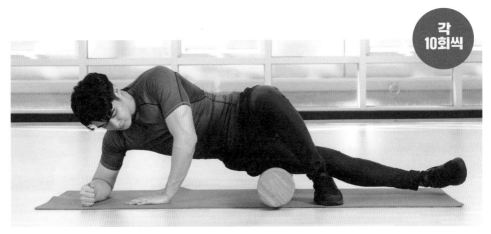

2 골반을 들어 몸을 위아래로 움직이며 폼롤러를 굴려 마사지한다. 반대쪽도 동일하게 실시한다.

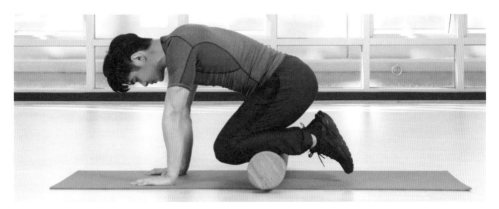

1 무릎을 완전히 굽혀 정강이 아래에 폼롤러를 가로로 두고 엎드린다. 양손은 어깨너비로 벌려 바닥을 짚는다.

10회

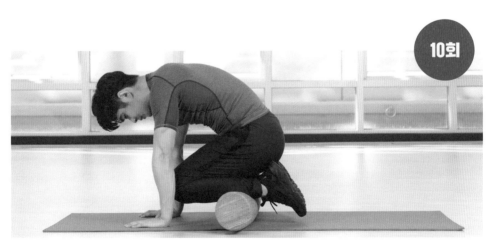

2 몸을 위아래로 움직이며 폼롤러를 굴려 마사지한다.

비복근, 가자미근

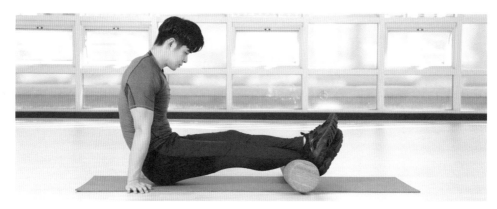

1 양쪽 다리를 꼬아서 뻗어 발목 아래에 폼롤러를 가로로 두고 앉는다. 양손은 골반 옆 바닥을 짚는다.

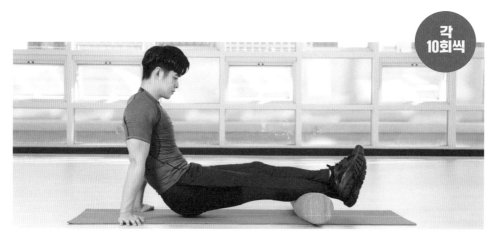

각
10회씩

2 엉덩이를 살짝 들어 몸을 위아래로 움직이며 폼롤러를 굴려 발목 뒤부터 종아리까지 마사지한다. 반대쪽도 동일하게 실시한다.

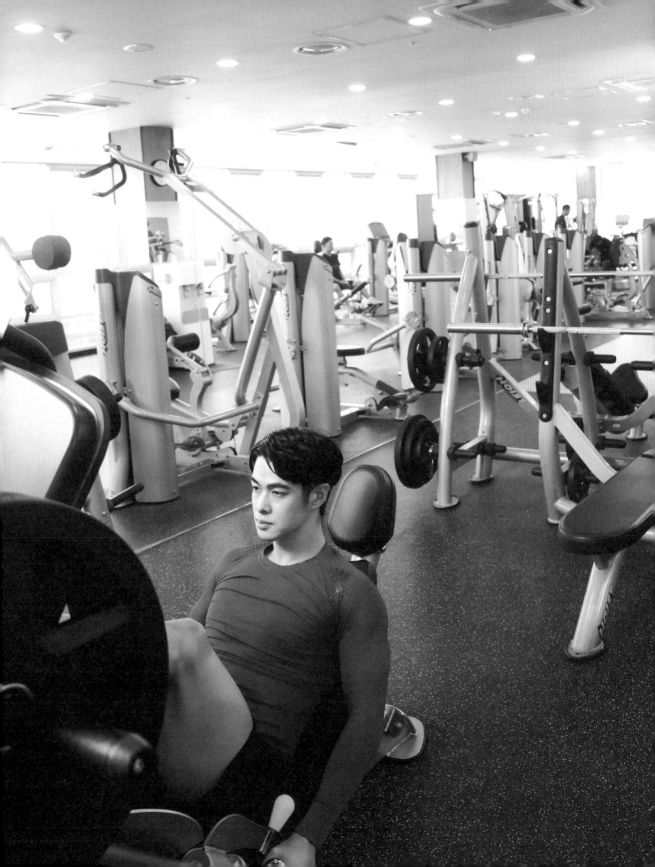

• 건강 | 요리

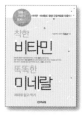

젊음과 건강을 유지하는 방법 **착한 비타민 똑똑한 미네랄**

과거의 영양 결핍은 주로 단백질 결핍이었지만 요즘은 비타민이나 미네랄 결핍이 많다. 건강을 위해 한두 가지 영양제는 다들 복용하고 있지만 '대충' 먹는 영양제는 오히려 영양 불균형을 가져온다. 같은 성분이라도 성별과 연령, 증상에 따라 골라 먹어야 제대로 효과를 볼 수 있다. 국민 주치의 이승남 박사가 제시한 맞춤처방전으로 젊음과 건강을 유지하는 방법을 배워보자.

이승남 지음 | 184쪽 | 152×255mm | 12,000원

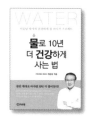

이승남 박사의 건강하게 물 마시기 프로젝트 **물로 10년 더 건강하게 사는 법**

국민 주치의로 불리는 이승남 박사가 수분 균형이 왜 중요한지, 우리 몸속의 수분이 균형을 이루지 못하면 어떤 증상이 나타나는지, 수분 균형을 지키려면 어떻게 해야 하는지 해법을 알려준다. 물에 관한 잘못된 건강 상식, 온몸으로 느끼는 체내 건조, 체내 건조를 막는 물 마시기, 몸이 촉촉해지는 생활실천법, 촉촉해지는 제철식품, 질병별 건조대책 등의 내용으로 구성되어있다.

이승남 지음 | 232쪽 | 152×223mm | 12,000원

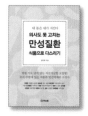

내 몸은 내가 지킨다 **의사도 못 고치는 만성질환 식품으로 다스리기**

주변에서 쉽게 구할 수 있는 식품과 민간약재로 고질적인 53가지 만성질환을 예방, 치료하는 방법이 담겨있다. 고혈압, 당뇨병, 비염, 관절염 등 질환별로 나눠 특효 식품을 소개하고, 달이기, 가루내기, 차 끓이기, 효소진액 만들기 등 다양한 복용 방법까지 알려줘 누구나 쉽게 실천할 수 있다. 오미자차, 솔잎차, 대추차 등 평소 가볍게 즐기면서 건강을 지킬 수 있는 한방차도 소개한다.

김달래 지음 | 256쪽 | 190×260mm | 14,000원

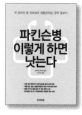

치료법과 생활관리법, 환자 돌보기 **파킨슨병 이렇게 하면 낫는다**

파킨슨병을 앓는 환자들도 삶을 즐길 수 있도록 치료와 생활습관 개선 등을 담은 책. 고령인구가 늘어나면서 파킨슨병을 앓는 사람이 많아졌지만, 파킨슨병은 증상이 다양하고 개인차가 커서 진단하기 쉽지 않다. 다양한 증상을 종합해서 알기 쉽게 정리하고, 환자들이 먹어야 하는 약과 운동요법, 환자의 자립을 돕는 생활습관, 가족들이 알아야 할 유용한 팁 등 다양한 정보를 담았다.

사쿠타 마나부 감수 | 조기호 옮김 | 160쪽 | 182×235mm | 12,000원

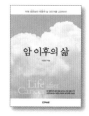

이제 생존보다 어떻게 살 것인가를 고민하라 **암 이후의 삶**

암은 더 이상 '죽음에 이르는 병'이 아니다. 이 책은 몸과 마음을 모두 아우르는 심신의학을 대안으로 제시하며 이런 불안함을 희망으로 바꿔준다. 내과 의사이자 자연치료 전문가인 저자는 수많은 환자를 만나며 쌓은 경험을 바탕으로 생활습관 개선법, 부작용 대처법 등 암과 싸워 이기는 방법을 소개한다. 암을 인생의 터닝 포인트로 삼아 암 이후에 더욱 활력 있는 삶을 사는 방법을 만날 수 있다.

이준남 지음 | 256쪽 | 153×223mm | 13,000원

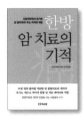

서양의학에서 포기한 암환자에게 주는 마지막 희망 **한방 암 치료의 기적**

환자의 특성을 반영한 합리적인 치료법으로 암 치료에 따른 부작용을 줄이고 삶의 질을 회복하는 법을 알려주는 책. 증상에 따른 한방약 사용법, 암 환자가 꼭 알아두어야 할 식습관, 통증을 줄여주는 운동법 등이 자세하게 나와 있고, 서양의학과 한방의학을 가장 효과적으로 사용하는 통합의료에 대한 설명도 상세하다. 한방의료로 제2의 삶을 사는 환자 19명의 수기도 볼 수 있다.

호시노 에쓰오 지음 | 184쪽 | 152×223mm | 12,000원

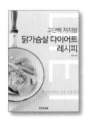

고단백 저지방 **닭가슴살 다이어트 레시피**

고단백 저지방 닭가슴살은 다이어트 식품으로 가장 좋다. 이 책은 샐러드, 구이, 한 그릇 요리, 도시락 등 쉽고 맛있는 닭가슴살 요리 65가지를 소개한다. 김밥, 파스타 등 인기 메뉴부터 별미로 메뉴까지 매일 맛있게 먹으며 즐겁게 다이어트할 수 있다.

이양지 지음 | 160쪽 | 188×245mm | 13,000원

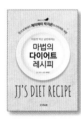

마음껏 먹고 날씬해지는 **마법의 다이어트 레시피**

영양을 챙기고 다이어트의 방해 요소들을 줄인 다이어트 레시피북. 아침, 점심, 저녁 한 끼 메뉴와 입맛 살리는 별식, 간편 도시락, 부담 없는 간식 등 쉽고 맛있는 메뉴들이 가득하다. 메뉴마다 다이어트 포인트와 칼로리, 영양성분을 한눈에 알 수 있게 표시했다.

박지은 지음 | 200쪽 | 180×260mm | 12,000원

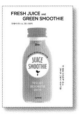

내 몸을 건강하게 하는 1주일 디톡스 프로그램 **프레시 주스 & 그린 스무디**

신선한 과일과 채소로 만든 66가지 주스 레시피를 담은 책. 주스뿐만 아니라 재료의 영양이 살아있는 스무디, 원기를 충전해주는 부스터 샷까지 있어 건강과 맛을 동시에 챙길 수 있다. 누구나 따라 할 수 있는 그린 디톡스 플랜을 소개해 다이어트에 효과적이다.

펀 그린 지음 | 이지은 옮김 | 164쪽 | 170×230mm | 12,000원

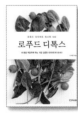

로푸드 다이어트 레시피 103 **로푸드 디톡스**

로푸드는 체내의 독소를 제거하고 면역력을 높여줘 자연스럽게 다이어트까지 이어지도록 한다. 로푸드 레시피 103개와 주스 펄프 사용법, 활용도 만점 드레싱 등 플러스 레시피가 수록돼있어 로푸드가 낯선 사람이라도 어렵지 않게 시작할 수 있도록 돕는다.

이지연 지음 | 216쪽 | 210×265mm | 12,000원

유익한 정보와 다양한 이벤트가 있는
리스컴 블로그로 놀러 오세요!

홈페이지 www.leescom.com
리스컴 블로그 blog.naver.com/leescomm
인스타그램 instagram.com/leescom

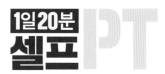

지은이 | 이용현

기획 · 진행 | 신혜진

편집 | 이희진 안혜진
디자인 | 유채민
마케팅 | 김종선 이진목 홍수경
경영관리 | 서민주

사진 | 김해원
장소협찬 | GOTO(www.gotofitnessclub.com)

인쇄 | 금강인쇄

초판 1쇄 | 2020년 4월 6일
초판 2쇄 | 2020년 6월 1일

펴낸이 | 이진희
펴낸 곳 | (주)리스컴
주소 | 서울시 강남구 밤고개로 1길 10 현대벤처빌 1427호
전화번호 | 대표번호 02-540-5192
　　　　　　 영업부 02-540-5193
　　　　　　 편집부 02-544-5922, 5933, 5944
FAX | 02-540-5194

등록번호 | 제 2-3348

ISBN 979-11-5616-180-6 13510
책값은 뒤표지에 있습니다.